厨房里的

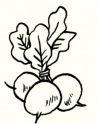

营养革命

东京慈惠会医科大学附属医院营养部 监修

段雅楠 译

中国轻工业出版社

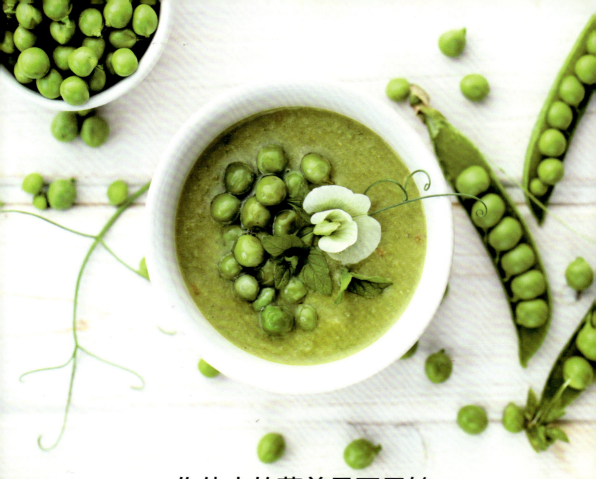

你体内的营养是否足够

（ 尽管每天吃很多东西，营养却可能都被浪费了 ）

　　有的人每天吃很多东西，却总感觉疲惫，这可能是由于营养流失而引发的隐性营养失调。比如，我们为了保持健康，每天会吃多种蔬菜。可是，大家有没有想过，这些蔬菜在烹饪过程中有多少营养会流失，而又有多少最终能被身体吸收？多数情况下，由于一些不恰当的烹饪方法，食材最关键的营养成分都流失了，却只保留了热量。又或者，食材中的营养成分不均衡，反而会引起营养失调。如果一餐中吸收了过多的糖分，身体摄入的蛋白质和维生素都无法很好地被吸收，身体就无法保持健康。

　　据日本厚生劳动省统计，人到二十几岁以后，蛋白质和维生素的流失速度会比十几岁时快30%~50%。随着年龄增长，营养成分的吸收能力越来越弱，因此更加需要关注"身体能够吸收的营养"和"营养的吸收能力"这两个指标。

* 这里所指的两项指标为平均值，个体之间会有差异。

注：本书为日本版权书，书中有关食物营养成分含量的数据，有的来自日本本国的食物成分数据，部分数据编者进行中国食物成分数据的校正，特此说明。

\ 觉得自己吃过了！？ /
年龄不同，营养的吸收能力也不同

觉得自己吃得很好，但实际上营养并没有被吸收！
快来看一下不同年龄段对营养的吸收能力吧！

维生素的 吸收率

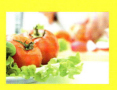

维生素根据种类不同，吸收率也不同，而且被吸收到体内后，有的维生素经过2~3小时就会被排出体外。二十多岁是吸收能力的顶峰，40~60岁时会下降20%~30%。

下降 30% ↓

钙的 吸收率

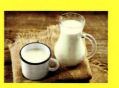

钙是较难被吸收的一种矿物质元素，十几岁可吸收40%，二十到三十几岁可吸收30%，四十到五十几岁可吸收20%，60岁以后吸收率就会降低到10%以下。

下降 20% ↓

糖类的 吸收率

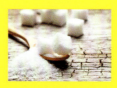

与维生素和矿物质相比，糖类更容易被人体吸收，而且每个年龄段的吸收能力差别不大。随着年龄的增长，身体的新陈代谢速度变慢，如果食量还和年轻时一样，就容易引起肥胖。

引起 **肥胖** 的原因 ↓

蛋白质的 吸收率

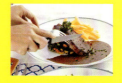

蛋白质是构成身体组织的重要成分，其吸收能力会随着年龄的增长、新陈代谢的变缓而变慢。40岁以后会下降到30%以下。

30% 以下 ↓

隐性的营养失调持续多年后，结果会如何

一两天的营养流失对身体影响并不大，但是长期的营养流失会将身体的状况拖得越来越差，从长远来看会影响健康和寿命。20岁以后，随着年龄的增长，对营养的吸收能力也会发生变化，因此一定要掌握有效的食用方法，让身体尽可能吸收更多的营养。

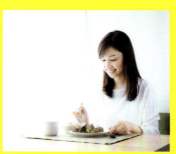

* 本书中涉及的数字和数据所取值都是平均值，根据食物的大小差异和季节不同，多少会存在误差。

既然要吃，
就一丁点都不要浪费，把营养全都吃进去

食物中的维生素和矿物质在减少吗

你是否知道，蔬菜中的营养成分较之以往在急剧减少？

其实，现在70%的日本人都没有食用足够的蔬菜。更堪忧的是，食材中的营养成分也在减少。举个例子来说，一般市面上卖的菠菜，其中维生素C含量仅为50年前菠菜的1/3左右，而含铁量连1/6都不到。维生素和矿物质会减少的最重要的原因是大量生产造成土壤破坏而导致的矿物质流失。另外，不仅是蔬菜，由于粮食收割技术的提高，大米等谷物类的营养价值也降低了很多。

本来食用量就不够，再加上食材中的营养成分在不断减少，拿菠菜来说，50年前吃一棵就可以摄取到的营养，现在必须吃三棵才能达到。正是由于这种大环境的变化，不浪费营养成分、更高效地去"吃"，对每个人来说意义重大。

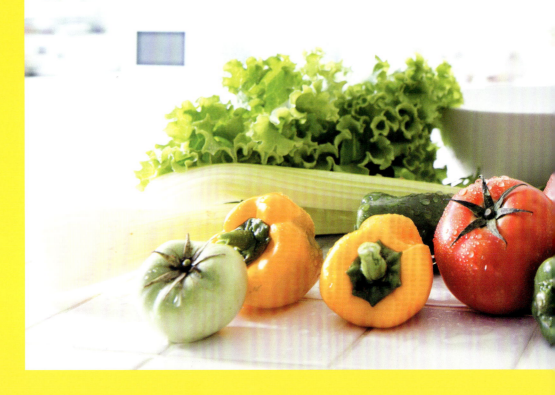

\ 现在和以前有这么大的差异！/

谈谈蔬菜的营养

与 1950 年相比，2005 年一些蔬菜含有的营养成分竟然降低

1950 年　2005 年

4050 微克　−81%　770 微克

0.3 微克　−50%　0.15 微克

80 微克　−49%　41 微克

13 微克　−85%　2 微克

"日本食物标准成分表"
（初版和第 5 版修订版的比较）

胡萝卜

55 年来，胡萝卜中的胡萝卜素（进入体内可转化为维生素 A）减少了 3280 微克，算下来，现在要吃很多根胡萝卜才能达到以前吃一根就能摄取到的营养成分。

芦笋

芦笋的维生素 B_2 也减少了一半，需要吃两根才可以达到以前食用一根就能摄取的营养成分。而且由于芦笋的营养成分流失很快，所以购买后要尽快食用。

圆白菜

圆白菜的维生素 C 也降低到一半左右，现在需要吃两棵才能达到以前食用一棵就能够摄取到的营养。

菠菜

更加令人震惊的是菠菜的含铁量竟然降低到以前的 15%！由于菠菜是非常常见的一种绿叶蔬菜，所以食用的时候一定要想办法将营养成分最大限度地保留下来。

6个让身体开心的食用小窍门

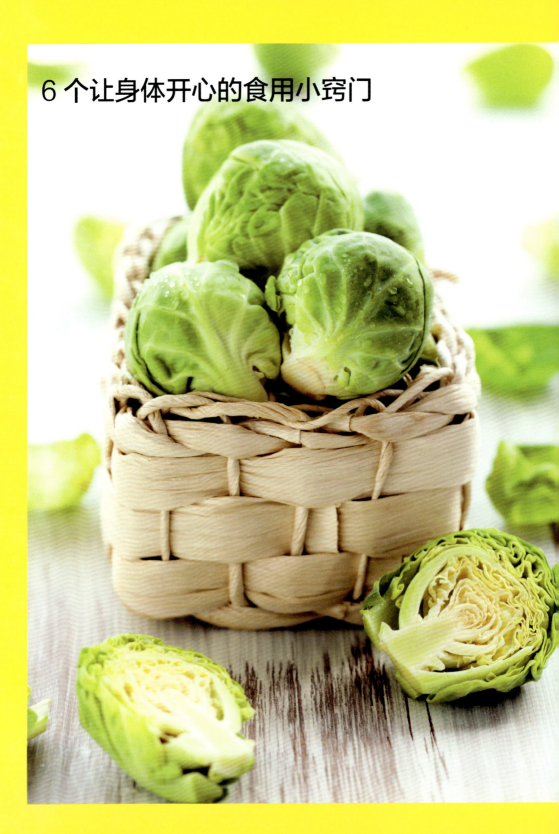

变得会吃，让身体每天都有足够的营养

不可或缺的一日三餐中，众所周知的剥皮、切、煮、储存等方法竟然有可能会浪费掉九成的营养。既然要吃，那就要让身体吃得更尽兴，所以一起来学习一点营养不浪费的食用方法吧！

这本书基于最新的研究和数据，从6个方面向大家介绍如何减少浪费，采用健康、有效的烹饪和食用方法，更高效地摄取食物中的营养成分。

赶快从现在开始来掌握新的饮食习惯，让营养到达你身体的每个角落吧！

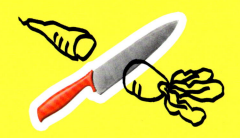

切

你可知道，切法不同保留的营养也不同

换一种切菜方法，就能让你摄入的营养产生很大的不同。比如有的菜切成大块营养更容易吸收，有的菜切得越碎吸收才越好。

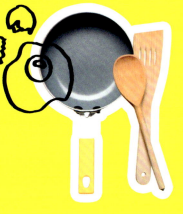

烹饪

煎、煮、蒸等不同的烹饪方式做出来的饭菜，营养含量也不同

不同的食材需要使用不同的加热和烹饪方法。只有这样，才能最大程度地发挥食材的特性，保留其中的营养。

储存

使用正确的储存方法以提高营养价值

储存的时间、地点以及食用时间等都会让食材中的营养成分发生变化。所以，掌握正确的储存方法是获取营养的第一步。

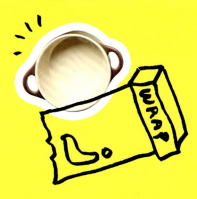

调味

巧用调味料，充分吸收营养

有些食材与醋或油结合后，可以增加营养的吸收。

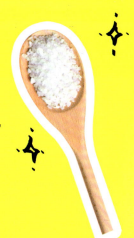

目 录

CHAPTER 1　不亏本的切法小窍门

- 14　让吃变得更实惠的小窍门
- 16　白菜从中心部分开始吃，身体能够多吸收14倍营养
- 18　洋葱要切得非常碎，才会有清血管功能
- 20　青椒竖着切可以防止营养流失
- 22　胡萝卜因切法不同，营养会有2倍之差
- 24　韭菜不同的部位使用不同的切法，可以使营养价值提高4倍
- 26　菠菜的切法和食用时间不同，维生素的流失程度也不同
- 28　大蒜捣成泥吃才最好
- 30　苹果横向切片后，维生素E的吸收率是原来的4倍
- 32　草莓切去顶部花萼后，维生素C会减半
- 34　用十字切法来切柠檬，可以多获取3倍营养
- 36　专栏1

  从古至今能够完全消化海苔的只有日本人

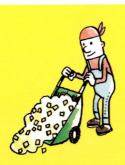
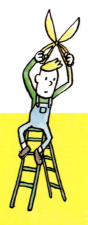

CHAPTER 2　减少营养损失的加热法则

- 38　加热后食材营养的增损
- 40　土豆带皮煮能保留九成维生素C
- 42　关东煮里面的白萝卜几乎没有营养
- 44　大葱煎过后,杀菌、抗氧化作用提高2.5倍
- 46　胡萝卜炒过后,胡萝卜素的吸收率提高8倍
- 48　菜花生吃能获取100%的维生素C
- 50　圆白菜做成汤,可以保留九成的维生素
- 52　红薯用微波炉加热很浪费,慢慢加热后麦芽糖含量能提升5倍
- 54　黄瓜用米糠腌制,维生素B_1能够提升8倍
- 56　毛豆蒸过再煎,维生素C能够提高2倍
- 58　有"营养之王"称号的牛油果,生吃才能最大程度地获取维生素
- 60　焯苦瓜只会白白浪费维生素
- 61　章鱼油煎后抗疲劳功效大大提升
- 62　柿子晒成柿饼后,预防癌症的效果比生吃好4倍
- 63　核桃食用前先用水浸泡2小时,可助消化
- 64　专栏 2

不能先加辣白菜!
保留营养成分的炒菜方法

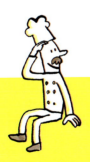
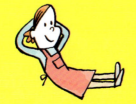
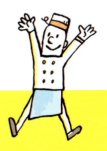

| CHAPTER 3 | 不损坏食材新鲜度的储存技巧 |

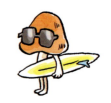

- 66 "不管三七二十一都先放进冰箱"的做法是错误的
- 68 番茄要常温储存而非冷藏，番茄红素含量能够提升60%
- 70 土豆放入保鲜室储存，甜度能提升2倍
- 72 给香菇晒个日光浴，维生素D含量提升10倍
- 74 菌菇类冷冻后，口感和营养价值提高3倍
- 76 冷冻小白菜，能把维生素C牢牢锁住
- 78 去皮略晒，洋葱中的多酚含量能提高
- 79 香蕉冷冻后储存时间变长，抗老化效果翻倍
- 80 冷冻储存蚬贝，鸟氨酸能提高8倍
- 81 豆芽放到保鲜室，能锁住九成的新鲜度和营养
- 82 专栏 3

饭后容易犯困，这是要变胖的节奏

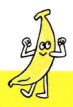

CHAPTER 4　这样吃可以改变食物的营养价值

- 84　食用方法小窍门
- 86　带骨鸡肉中加一点醋，钙含量能够提高1.8倍
- 88　猪肉富含维生素B_1，不要煮而要煎着吃
- 90　牛排的瘦肉部分加热时间一定不能超过3分钟
- 92　猪肝是维生素A之王
- 94　西蓝花切好后放一会儿，抗癌效果才能充分发挥
- 96　生菜加热后食用比生吃营养高
- 98　秋葵加醋，果胶才会加倍释放
- 100　姜生吃和煮熟吃，效果相差30倍
- 102　煮牛蒡时千万不要去沫，会损失40%的营养
- 104　茄子过油后，能充分摄取花青素
- 106　海鱼不宜过度加热，DHA会降低50%
- 108　鱿鱼用香料炒过后，营养加倍
- 110　味噌汤在50℃时才能发挥最大的营养价值
- 111　芝麻要捣碎食用，否则营养难吸收
- 112　不要将纳豆放在刚出锅的热饭上！70℃时酶会全部流失

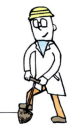

CHAPTER 5　一定不要丢掉很重要的营养物质

- 114　一直以来丢掉的那些部分，竟然含有这么多营养
- 116　菠菜的任何一个部分都不要扔掉
- 118　白萝卜叶营养价值很高，维生素C含量是菠菜的5倍
- 119　芜菁的叶才是其最有营养的地方
- 120　西蓝花的茎部营养丰富，扔掉太可惜
- 121　西芹叶中胡萝卜素的含量是茎部的2倍

122 玉米从须到棒没有一点是多余的

123 南瓜最有营养的部分其实是南瓜子和瓤

124 橘子的白络不要择太干净

125 泡茶只喝茶水很浪费！泡过的茶叶中留有70%的营养

126 青椒内部筋的营养是外皮的10倍

CHAPTER 6 选择食材的妙方

128 用"最重要"原则来选择食材，好处多多

130 芦笋是春天的好还是冬天的好

131 哪种颜色的彩椒最适合作食材？红色、绿色、橙色还是黄色

132 大号、中号、小号的番茄，哪种营养价值最高

133 夏橙和脐橙哪个更有营养

134 盐渍还是晒干？裙带菜该如何选择

135 北豆腐和南豆腐哪种更有营养

136 鸡蛋有大有小，营养含量一样吗

137 金枪鱼是油渍好还是水煮好

138 想摄取更多的钙，选择牛奶还是奶酪

139 煮意面时是否要加盐

140 口感较硬的米饭和较软的米饭，哪种吃起来更容易发胖

141 专栏 4
日式点心并不一定就是低热、健康的点心

142 **结束语**
让身体获得更多营养的技术会越来越进步

143 **索引**

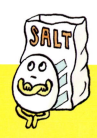

CHAPTER

不亏本的
切法小窍门

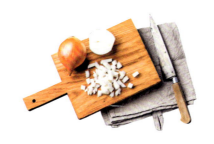

CHAPTER 1 不亏本的切法小窍门

不同的切法保留的营养成分竟如此不同!
让吃变得更实惠的小窍门

根据切法不同,蔬菜和水果中的营养成分会被不同程度地保留下来或流失掉,有时这个差异竟会达到10倍以上。
学会正确的切菜方法,是保证健康饮食的第一步。

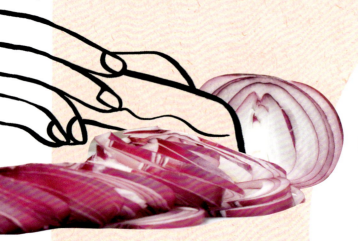

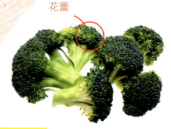

花蕾

西蓝花

生长点在花蕾

西蓝花的生长点在顶部的花蕾处,所以首先要切掉花蕾。因为它会同时给近4万个花蕊输送营养,导致营养成分很快流失。另外,花蕾部分富含维生素C,应该好好利用。

规则 1

不能忽视的"生长点"

蔬菜有一股神秘的力量,让其在被采摘后也能够继续生长。例如,放置一段时间的胡萝卜尾部会长出新叶、切过的白菜会从切口处长出嫩叶等,就是这个道理。这个能让蔬菜继续生长的地方,就叫"生长点"。如果忽视了生长点,蔬菜中的营养成分很快就会流失。所以,如果蔬菜的生长点在心部,就要尽快把心挖掉,如果生长点在叶部,就要尽快切分开来。

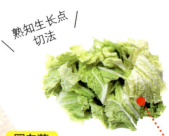

熟知生长点切法

圆白菜

外面的叶子富含维生素C

圆白菜的生长点在菜心,所以要首先切除。另外,外面的叶子富含维生素C,食用时切记不要切得太细。

规则 2

切过头是大忌！
注意维生素 C 是否流失

食材中的营养成分会根据切法而产生变化甚至消失。例如，维生素C遇到空气会氧化，因此切得过碎更容易流失。反之，洋葱和大蒜中的大蒜素必须切得很碎才能充分激活。因此，了解食材中营养成分的特点，有针对性地改变切菜方法是非常重要的。

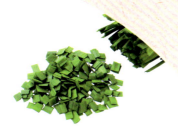

韭菜

切法不对，营养会流失掉25%

韭菜的根部和叶部含有的营养成分截然不同。根部要尽量切碎，这样可以充分激活其中的大蒜素，反之，叶部不能切得太碎，否则会破坏其中的维生素C。将叶部和根部分开来切，这一点对韭菜来说非常重要。

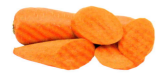

胡萝卜

切不对的话，胡萝卜素会损失一半

胡萝卜是由内向外输送营养的，外部含有的胡萝卜素是内部的2.5倍。所以切的时候一定要切成内外都能食用到的形状。

什么是生长点

指的是蔬菜细胞分裂最活跃的那个点，营养成分会从蔬菜的其他部分源源不断地输送到生长点，以维持蔬菜的生长。采摘下来的蔬菜，由于无法继续从土壤中吸收养分，只好将可食用部分的养分输送过去来支持其继续生长。

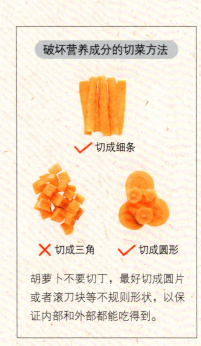

破坏营养成分的切菜方法

✓ 切成细条

✗ 切成三角　　✓ 切成圆形

胡萝卜不要切丁，最好切成圆片或者滚刀块等不规则形状，以保证内部和外部都能吃得到。

CHAPTER 1　不亏本的切法小窍门

白菜从中心部分开始吃，身体能够多吸收 14 倍营养

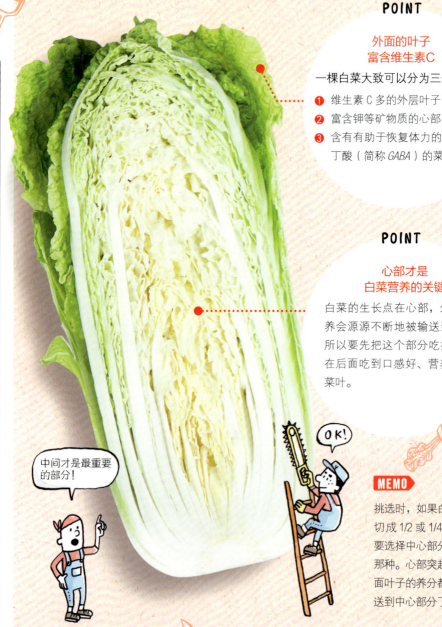

POINT

外面的叶子富含维生素C

一棵白菜大致可以分为三个部分

① 维生素C多的外层叶子
② 富含钾等矿物质的心部
③ 含有有助于恢复体力的 γ-氨基丁酸（简称GABA）的菜帮部分

POINT

心部才是白菜营养的关键

白菜的生长点在心部，外面的营养会源源不断地被输送到这里。所以要先把这个部分吃掉，才能在后面吃到口感好、营养多的白菜叶。

中间才是最重要的部分！

OK!

MEMO

挑选时，如果白菜已经是切成1/2或1/4的状态，要选择中心部分很平整的那种。心部突起，说明外面叶子的养分都已经被输送到中心部分了！

先吃心部，同时也不能忽略外面叶部的营养

有没有遇到过这样的情况，白菜买回家后先从外面的叶子开始吃，结果等到要吃心部的时候却发现已经坏掉了。这是特别浪费白菜营养和口感的一种吃法。

白菜在被采摘后，就从各个部位源源不断地给生长点输送营养以维持其继续生长。从外面的叶子开始吃，吃到的永远是营养已经流失掉的部分。等吃到心部的时候，由于放置的时间太久，营养价值最高的部分可能已经坏掉了。

特别是新鲜的白菜心，其含有的谷氨酰胺（白菜口感的保证，有恢复体力的功效）是白菜叶的14倍。所以从心部开始吃，既能够保证口感又能储存外部的营养，真是两全其美的一种吃法。

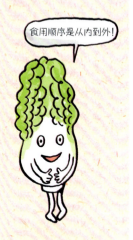

食用顺序是从内到外！

实用贴士：如何正确地切一棵白菜

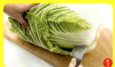 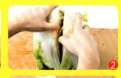
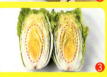 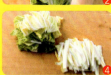

一整棵白菜买回家后，首先要切成两半，把心部掏出来。

❶ 从根部入刀，向叶部切入10厘米左右。
❷ 双手拇指插入切口，掰开。
❸ 把马上要食用的心部掏出来。
❹ 外面的叶子要切大块，心部要切细或者切碎。

COLUMN

将 γ - 氨基丁酸成分增加6倍，帮助迅速恢复体力

增加白菜口感的小秘诀就是盐渍，用盐腌渍后白菜的细胞会被破坏，酶会被释放出来，继续腌渍1小时，丙氨酸和 γ - 氨基丁酸的含量会大幅增高。

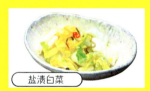

盐渍白菜

CHAPTER 1 不亏本的切法小窍门

洋葱要切得非常碎，才会有清血管功能

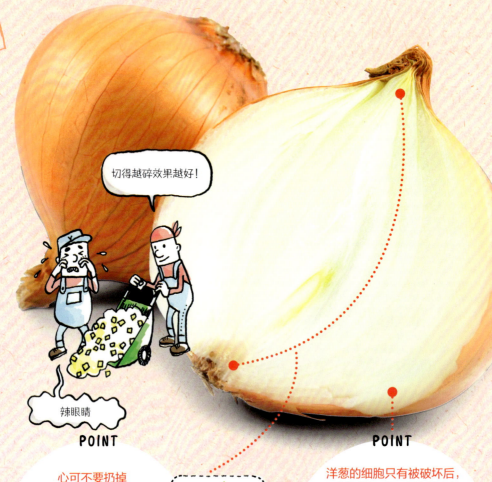

切得越碎效果越好！

辣眼睛

POINT

心可不要扔掉

洋葱的生长点在底部和顶部，所以储存时间较长的洋葱会从顶部生芽、底部生须。但是请注意，千万不要丢掉内部的心，因为这里含有丰富的营养成分。

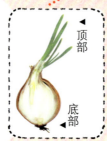

▲ 顶部

▲ 底部

POINT

洋葱的细胞只有被破坏后，才能发挥疏通血管的功效

洋葱含有丰富的大蒜素，这是一种能够有效预防血脂异常的成分。但是必须将洋葱切得特别碎，破坏掉其细胞后才能释放大蒜素，以最大程度地发挥功效。

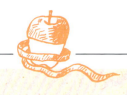

想要完美地保留大蒜素，必须切碎，而且切碎后不能冲水

洋葱含有硫化丙烯，这种成分会刺激眼睛引起不适。有人在烹饪时为了减少这种不适，会将切碎的洋葱冲一下水，但恰恰是这种做法极大地破坏了洋葱的营养价值。硫化丙烯只有与空气接触后，才会变成能够有效抑制胆固醇的大蒜素。所以洋葱切得越碎效果越好，而且要在切碎或擦碎后放置10分钟再下锅，这样营养成分才会被完全激活。切碎后再过水，别说是大蒜素了，就连另外一种重要成分——水溶性维生素都会流失。

煲汤或炖菜时若要使用洋葱，不要切碎后马上下锅煮，最好用热油先翻炒1分钟左右再放进汤里，这样可以最大限度地防止大蒜素的流失。

> 切碎后放置10分钟再使用。

实用贴士

要想吃得健康，细细切碎才是关键

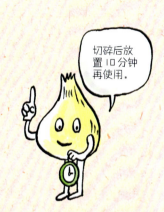

洋葱中的大蒜素不仅可以抑制胆固醇，还有促进代谢、恢复体力的功效。所以食用时请注意一丁点儿也不要浪费。

于生长纹路垂直方向入刀，既不会切散，又比较好切。

剥皮后先切一半，然后切面朝下放平，垂直于生长纹路方向一刀挨着一刀切，最后调转90度方向，平行于生长纹路继续切碎。

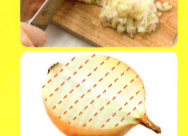

COLUMN

炒成焦黄色的洋葱营养价值为零吗

洋葱炒成焦黄色后，其中的硫化丙烯会挥发，可溶性小分子糖会被释放出来，因此会有甜味和香味。虽然其甜度是同量蔗糖的50倍且热量特别低，但是由于其中的维生素很多已经被破坏了，所以从营养价值的角度来说，炒得太过其实很不划算。

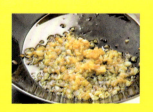

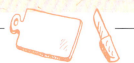

CHAPTER 1 不亏本的切法小窍门

青椒竖着切
可以防止营养流失

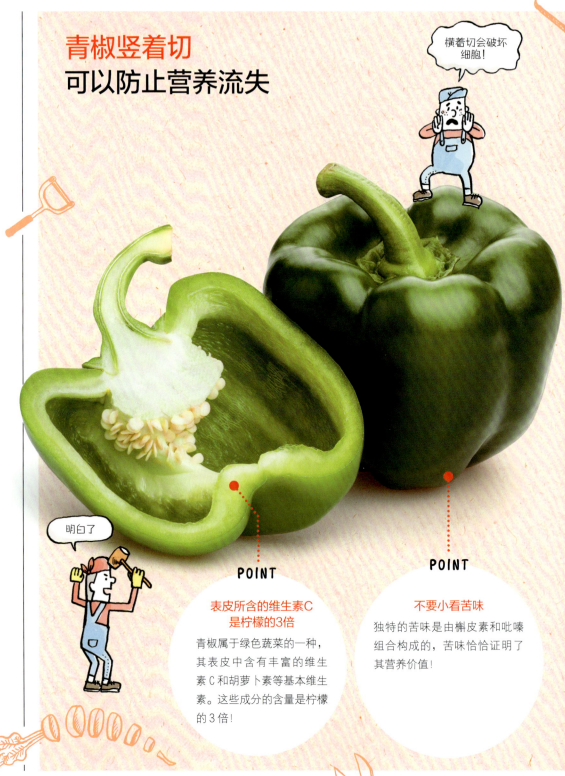

横着切会破坏细胞!

明白了

POINT

表皮所含的维生素C是柠檬的3倍

青椒属于绿色蔬菜的一种,其表皮中含有丰富的维生素C和胡萝卜素等基本维生素。这些成分的含量是柠檬的3倍!

POINT

不要小看苦味

独特的苦味是由槲皮素和吡嗪组合构成的,苦味恰恰证明了其营养价值!

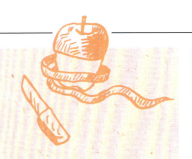

微波炉加热后，竖着切才是最佳选择

青椒中发涩的成分就是槲皮素，是一种植物化学物。由于青椒的细胞是竖着排列的，所以竖着切可以保证不破坏该成分，而横着切，该成分容易被破坏而流失。槲皮素可以有效预防高血压、帮助身体排毒。另外，青椒中发苦的成分是吡嗪，有促进血液循环的功效。

那么，如何既能保留营养又能去除苦涩味呢？可以试试加热后再竖着切的方法。把整个青椒先放进微波炉里加热，将甜味释放出来后再竖着切，这样就可以不破坏细胞，还能更好地保留营养了。

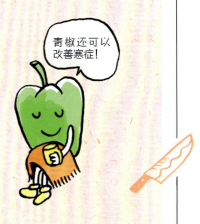

青椒还可以改善寒症！

实用贴士 **如何切青椒才能不破坏细胞**

最为推荐的方法是顺着纤维生长的方向竖着切，这样不会破坏细胞，炒过后也会有脆生生的口感。另外，横着切成环状后，虽然营养成分会流失，但是口感会变软，所以拌凉菜等生吃的时候这么切，吃起来会容易一些。

如果接受不了青椒的味道，可以在烹饪过程中试着加一点乳制品，这样就能抑制苦涩。搭配奶酪等一起烹饪，还可以防止营养成分的流失。

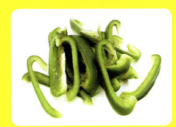

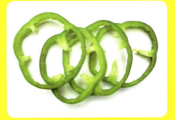

CHAPTER 1 不亏本的切法小窍门

胡萝卜因切法不同，营养会有 2 倍之差

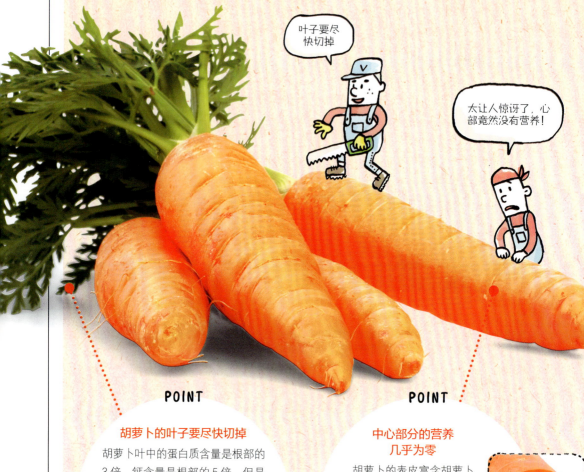

叶子要尽快切掉

太让人惊讶了，心部竟然没有营养！

POINT

胡萝卜的叶子要尽快切掉

胡萝卜叶中的蛋白质含量是根部的 3 倍，钙含量是根部的 5 倍。但是由于根茎类植物会调动营养让叶子生长，会造成中心部分变得比较细瘦，所以带叶胡萝卜一定要在第一时间将叶子和根切分开来。

POINT

中心部分的营养几乎为零

胡萝卜的表皮富含胡萝卜素。营养成分会由心部输送到叶部，因此放得时间过久，中心的维生素会流失而只剩下膳食纤维。

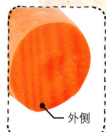

外侧

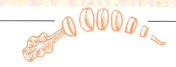

表皮和心部的胡萝卜素相差 2.5 倍

胡萝卜中含有的营养成分胡萝卜素,具有美肤和保护视力的功效。但是部位不同含量也不同,特别是表皮和心部竟会相差2.5倍。胡萝卜放得时间太长,会看到从心部长出叶子来,这正是营养成分从心部输送到叶部的证明。

随着放置时间越来越久,心部的营养会越来越少,直至全部纤维化。这个时候要是切成丝或者碎末,会发现中间都是纤维絮。所以如果一次吃不完,最好切成滚刀块或者圆片状,这样才能更好地摄取营养成分。

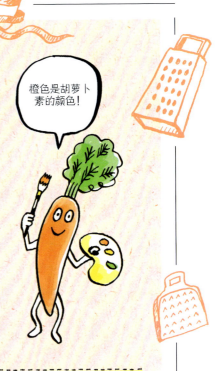

橙色是胡萝卜素的颜色!

实用贴士:带皮吃能够多摄取 2.5 倍的胡萝卜素和 4 倍的多酚

被称作皮的部分其实是内鞘细胞,是可以食用的部分。本来胡萝卜的皮就很薄。内鞘细胞所含的胡萝卜素是心部的2.5倍,多酚是心部的4倍,因此带皮吃绝对非常划算。即使一定要削皮,也要削得特别薄才好。

腌制的时候切成小圆片,炖或煮时切成滚刀块最好。

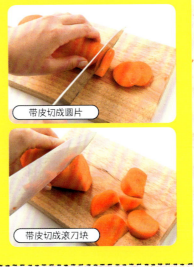

带皮切成圆片

带皮切成滚刀块

CHAPTER 1 不亏本的切法小窍门

韭菜不同的部位使用不同的切法，可以使营养价值提高 4 倍

POINT

叶端含有丰富的维生素

叶端含有丰富的维生素C、胡萝卜素、叶绿素，有助于造血。

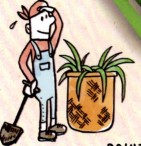

根部我们切碎一些马上吃掉吧！

检查下不同部位的切法。

POINT

根部含有的大蒜素是叶部的4倍

韭菜中散发独特香味的，正是在大蒜和洋葱中都含有的可以清除血液杂质的大蒜素。特别是韭菜的根部，其含量是叶部的 4 倍。

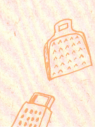

根部切碎，叶部要切段，这样才能最大程度地保留营养

韭菜的叶部富含维生素C，有预防感冒和抗衰老的功效，根部富含能够抗氧化、防癌的大蒜素。但是不正确的切菜方法会损失掉至少25%的营养。

和之前提到的洋葱、大蒜一样，如果想要充分地摄取根部所含有的大蒜素，就要尽量切碎，并且要在10分钟之内吃完。

但是叶部切太碎会流失大量维生素，因此叶部不能切太碎。另外，沾水后一直放置也会流失维生素，因此最好吃之前再清洗。

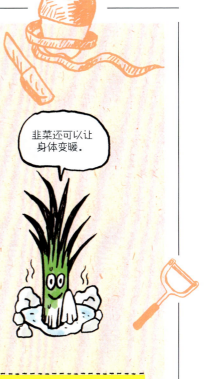

韭菜还可以让身体变暖。

实用贴士：韭菜和富含维生素 B_1 的食材一起吃，大大提高维生素 B_1 的吸收率

在防暑和补充体力的菜肴中经常会用到韭菜，那是因为韭菜含有的大蒜素有助于提高维生素B_1的吸收率，从而更好地缓解疲劳。

大蒜素的营养价值会随着放置时间而发生变化变得越来越高，放置10分钟的时候是大蒜素活性最强的时候，但是放置15分钟以上会变成能够抑制血糖的二硫化物，放置30分钟以上会变成预防血栓的有效成分。所以要将烹调方法和时间结合起来考虑，才是最实惠的吃法。

比较推荐的菜品是和富含维生素 B_1 的瘦肉或猪肝炒食，或者和肉馅混在一起包饺子。

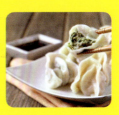

COLUMN
韭菜中最重要的营养成分就是维生素，所以一定不能先切再洗

由于韭菜中含有的维生素和钾是溶于水的，因此一定不要用水焯。炒的时间要控制在2分钟内，用微波炉稍微加热一下也可以。特别是春天的头茬韭菜最好生吃，可以用香油拌一下，脂溶性胡萝卜素的吸收率可以大大提高。

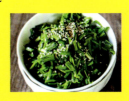

CHAPTER 1 不亏本的切法小窍门

菠菜的切法和食用时间不同，维生素的流失程度也不同

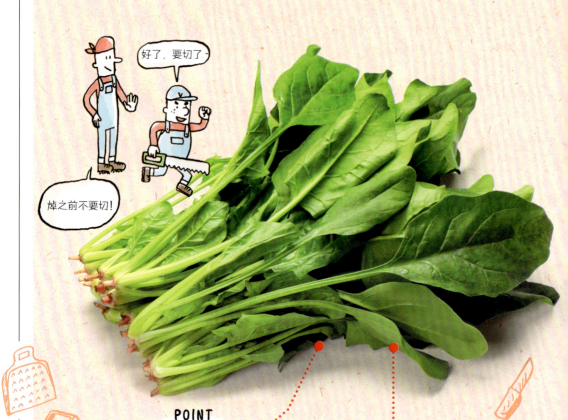

好了，要切了。

焯之前不要切！

POINT

菠菜很敏感

绿叶菜的水分会从表面积大的叶子快速流失变蔫。常温下放一天，维生素C就会流失60%，因此最好马上吃掉，或者焯后分装冷冻。

POINT

菠菜的维生素集中在叶子上

菠菜的生长点在叶子，营养会从根部不断被输送到叶部，因此叶部富含维生素等营养成分。选的时候要选叶部颜色较深的。

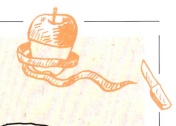

▌焯之前一定不要切，可以用微波炉加热

菠菜由于富含维生素C、胡萝卜素，以及铁、镁、锌等矿物质元素，一直被称为"蔬菜之王"。由于有涩味，因此做菜之前一定要焯。掌握好切菜时间和方法，才不会让营养白白流失掉。

首先，一定要先焯再切！菠菜在焯的过程中会流失掉40%的维生素，如果先切的话，维生素会从切口流失得更多。所以一定要遵守"先焯再切"这个原则。

另外，由于根部和叶部含有的营养成分（116页）不同，因此分装冷冻的时候要确保分装的每一份都包含根部和叶部。

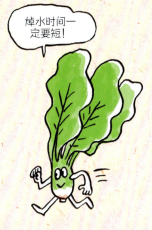

> 焯水时间一定要短！

实用贴士 **去除菠菜涩味的方法**

菠菜发涩是因为含有草酸，不仅会影响口感，还会引起尿路结石。因此一定要在保证维生素少流失的前提下焯水，或者用微波炉加热。

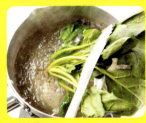
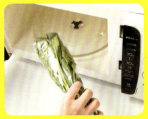
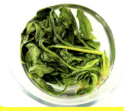

方法 ❶
足量的热水中加盐焯30秒后过凉水。

方法 ❷
用食用保鲜膜包裹，在微波炉中加热20秒，取出后过凉水，这种方法多少会留点涩味。

方法 ❸
用少量的热水煮一下后用凉水冲，然后加入鲣鱼干或其他调味料去除涩味。

COLUMN
菠菜的种类和菜肴的匹配度

现在有很多种菠菜，比如越冬菠菜叶子较厚，经过寒冬的刺激，甜味很高；红根菠菜和沙拉菠菜涩味较少且口感较软，所以可以生吃。

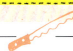

大蒜捣成泥吃才最好

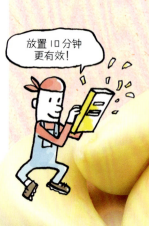

放置10分钟更有效！

元气满满

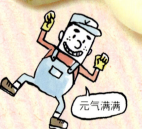

POINT

消除食用大蒜后的蒜味

想要快速抑制食用大蒜后的蒜味，可以在食用后吃一片带皮的苹果。苹果中的酶和多酚会和大蒜中的大蒜素反应，有效抑制气味。

POINT

破坏细胞以促进大蒜素的活性

大蒜捣得越碎，其中大蒜素的活性越强，可以有效杀菌、预防"三高"。

▎捣碎后放置 10 分钟，杀菌力大大提升

当细胞被破坏后，大蒜素会释放强烈的气味来保护植物。大蒜素的杀菌效果非常好，切或捣得越碎，其活性越强。

特别是切碎后放置10分钟，杀菌效果和气味都达到最强。但是10分钟以后效果就会减弱，此时要尽快食用。

为了尽可能地发挥大蒜素的功效，可以将蒜末放入油中，这样能在大蒜素挥发之前让其转化成三硫化物，后者被认为可有效预防癌症和血栓形成。

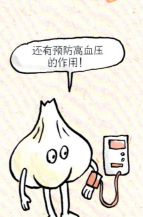

还有预防高血压的作用！

实用贴士 大蒜 + 食用油，效果更佳

获取大蒜素最有效的方法就是食用蒜泥。蒜末加热后，会变成能够有效防癌的成分。建议可以加入橄榄油做成大蒜油，在吃意大利面或炒菜的时候放一些，既有营养又提味。

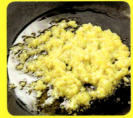

【用油加热】
慢慢加热后，大蒜素会发生变化，气味也变得不那么重。

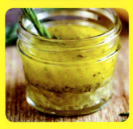

【制成蒜泥】
只要10分钟，大蒜素的功效就达到最大。除了有杀菌作用，还可以消除疲劳、促进血液循环。

COLUMN
注意不要吃太多

虽然大蒜有着各种各样的好处，但是由于刺激性强，肠胃较弱的人要注意不要吃多。特别是生蒜吃多了容易引起胃痛或腹泻。

CHAPTER 1　不亏本的切法小窍门

苹果横向切片后，维生素 E 的吸收率是原来的 4 倍

POINT

带皮吃是最好的

苹果带皮吃，钾能多摄取 2 倍，维生素 E 能多摄取 4 倍。保护果实的果皮中富含多酚，可以有效延缓衰老、促进毛发生长。

POINT

不能吃的只有苹果子

切苹果时把心都切掉实在是浪费。其实不能吃的只有苹果核中的子，因为苹果子有毒。

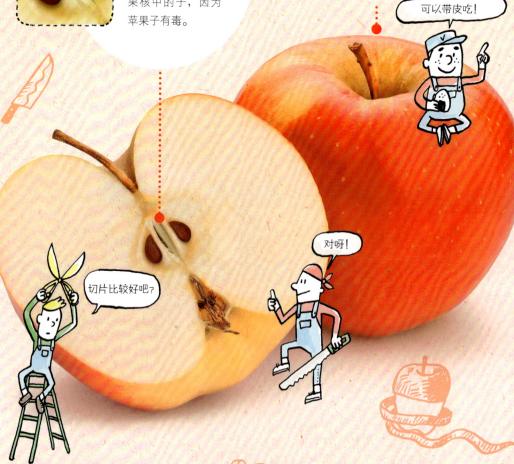

可以带皮吃！

切片比较好吧？

对呀！

造型可爱、简单而又营养的横切苹果

苹果的营养价值很高，有句话说得好——"一天一苹果，医生远离我"。苹果中85%都是水分，其余15%是钙和维生素C，都凝聚在了果实和果皮中。如何将这些营养都吃到身体里？如何切苹果才能不浪费可食用部分？如果竖着切，不只是皮，连核周围也会被切去，这样富含营养的部分就会丢掉很多。但是横着切的话，需要丢掉的部分是原来的1/8。另外，如果切成薄片，薄薄的皮不会影响口感，苹果核周围的糖心也可以一点不浪费地食用到。

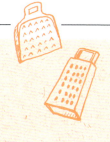

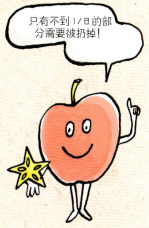

只有不到1/8的部分需要被扔掉！

实用贴士：只需切成薄片，横切的苹果能获取更多的营养

带着皮横着切，薄薄切片后，不用担心带皮吃会影响口感。带子的部分可以用饼干模去掉，视觉上也会漂亮很多。横着切片真的是营养视觉双丰收！

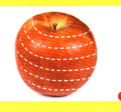
❶

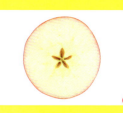
❷

❶ 苹果横着放好，如图1所示，由上至下切成圆片状，切的时候要小心手滑。
❷ 切好后可以直接吃，如果介意苹果子，可以用饼干模将子去掉。

COLUMN
为防止切口变色，建议在蜂蜜水中浸泡30秒

苹果切片后，切口处的多酚与空气接触会氧化导致变色。为防止变色，多数人是用盐水或柠檬水浸泡，也有人做过用纯净水浸泡的实验，发现苹果也没有发生氧化。其实可以尝试在蜂蜜水中浸泡30秒，因为蜂蜜水的抗氧化作用也很棒。

CHAPTER 1 不亏本的切法小窍门

草莓切去顶部花萼后，维生素C会减半

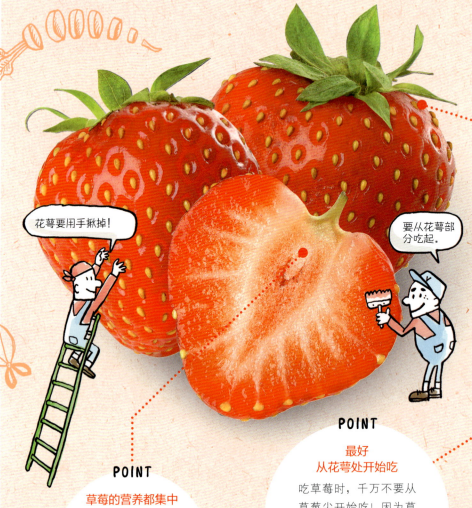

花萼要用手揪掉！

要从花萼部分吃起。

POINT

草莓的营养都集中在花萼的正下方

草莓从根茎接收营养，因此在最接近根茎部的花萼正下方，集聚了大量的维生素。

POINT

最好从花萼处开始吃

吃草莓时，千万不要从草莓尖开始吃！因为草莓尖含糖量高，最后吃花萼部分的话会感觉到酸。但是如果从花萼开始吃，就会越吃越甜。

洗后再摘去花萼，
营养保留得更多

又甜又好吃的草莓，富含预防感冒的维生素C、预防贫血的叶酸等维生素。一天吃8颗草莓就能够摄取每天所需的维生素C。而且草莓的热量相比也低。

但是要注意，去掉花萼后用水冲洗草莓的话，会导致草莓中的维生素C流失掉50%~60%。所以，草莓最好在带着花萼的时候用水冲洗。如果一定要去花萼，最好的办法就是用手把花萼去掉，用刀把白色的部分都切掉的话，会让草莓的营养价值大打折扣。如果草莓上面有伤痕，可以在水中滴几滴柠檬汁，其中的柠檬酸可以帮助促进草莓细胞的活性。

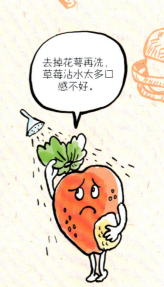

去掉花萼再洗，草莓沾水太多口感不好。

实用贴士　巧妙去花萼的方法

要想将花萼去干净的同时又不伤到果肉，是需要一定技巧的。
可以将花萼部分用指甲掐住轻轻拧转，就可以干净地去除。但是注意不要将花萼部分中含有营养的部分也去除了。

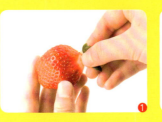
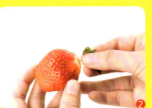

❶ 用拇指和食指掐住花萼部分。
❷ 拧转取下。

COLUMN

草莓搭配奶制品，营养加倍

草莓中的多酚成分花青素具有抗衰老的功效，与牛奶和炼乳等一起食用，吸收率可以提高2~3倍。

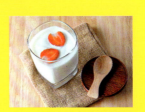

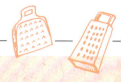

CHAPTER 1 不亏本的切法小窍门

用十字切法来切柠檬，可以多获取 3 倍营养

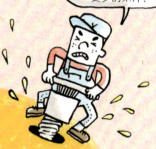

从斜面入刀可以获取到更多的果汁！

POINT

果皮中抗衰老成分的含量是果汁的 23 倍

柠檬皮中含有的抗衰老成分是果汁中的 23 倍。

POINT

维生素C含量很高

一说起柠檬，最先想到的就是维生素 C 含量很高。确实如此，每 100 克柠檬含维生素 C 22 毫克。

■ 一滴不剩地获取柠檬汁

柠檬富含维生素C、多酚、柠檬酸，可以有效预防感冒、促进肌肤新陈代谢、延缓肌肤衰老。

可以将柠檬汁制成柠檬水，或者可以在炸鸡块上挤上柠檬汁，可帮助消化、解腻提鲜。这么有用的柠檬汁不要浪费一滴，切的时候可以用十字切法。先竖着切两半，再切成薄片的话，切口正好在皮最薄的地方，不太好将果汁挤出来。采用十字切法，挤出来的果汁会比切薄片多3倍。

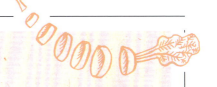

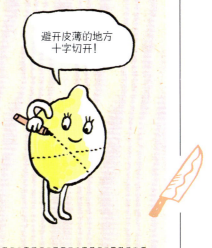

避开皮薄的地方十字切开！

实用贴士

不浪费
维生素的十字切法

十字切法是典型的法式切法，既可以充分摄取营养成分，在做蜂蜜柠檬和盐水柠檬时也更容易入味。

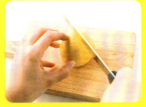

❶ 将柠檬的尖部朝上，斜刀切下去。

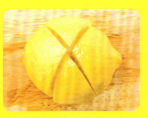

❷ 另一面呈对角线再切一刀，将柠檬分成4份。

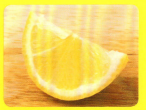

❸ 切面呈漂亮的放射状，想要充分利用果汁就这么切。

COLUMN
横向滚动挤压后竖着切，果汁的量是切薄片的2倍

除了十字切法，还可以将柠檬横着放在案板上，来回使劲搓动后再切。也可以放在微波炉里加热，但是这样一来其中的维生素C会被破坏，从营养角度来讲并不十分推荐。

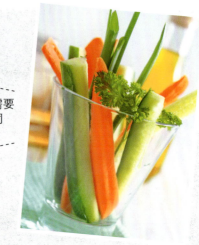

不同的食材，所需要的消化时间也不同

专栏 1

从古至今
能够完全消化海苔的只有日本人

最近有研究发现，只有日本人能消化生海苔！日本人从8世纪开始就在吃海苔、海藻等海产品，但是其他国家没有食用这些海产品的习惯，或是食用历史较短，所以体内并没有消化这类海产品的酶。

不仅是食材本身，营养成分的消化吸收也会根据环境和个体差异而有所不同。比如胡萝卜中含有的胡萝卜素，如果不和油一起食用的话，吸收率会减弱70%。另外，大多数亚洲人都是乳糖不耐受体质，无法分解牛奶中的乳糖，因此一定要加热或者慢慢喝牛奶，否则钙等营养成分无法被身体充分吸收，而会被排出体外。

而且消化也是要消耗很多热量的，如果只选不易消化的食材，那么用于新陈代谢的热量就会减少。因此，有效摄取营养的另一个秘诀就是如何搭配易消化和不易消化的食材。

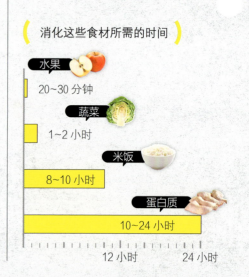

消化这些食材所需的时间

水果 20~30 分钟
蔬菜 1~2 小时
米饭 8~10 小时
蛋白质 10~24 小时

12 小时　　24 小时

CHAPTER 2

减少营养损失的加热法则

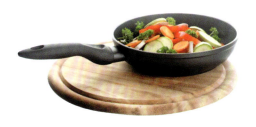

CHAPTER 2 减少营养损失的加热法则

加热后
食材营养的增损

有些维生素等营养成分只能从饮食中获取。
但是有时候加热后再食用，食物中的营养物质反而流失了。
那么有没有不损失营养成分而又好吃的加热方法呢？

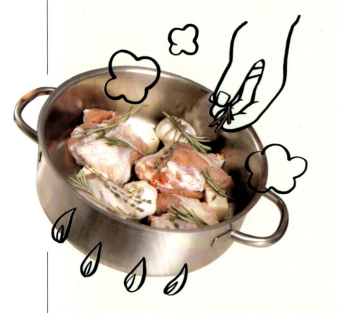

损失 **50%**

洋葱中的维生素会流失

洋葱中含有的维生素C是水溶性的，用水加热煮过后会溶解。但是其中的大蒜素需要切得很碎才能充分释放，切过后用油炒一下会增加大蒜素的活性。

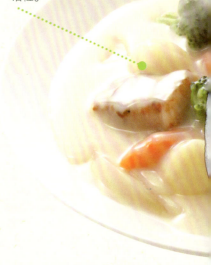

规则 1

黄绿色蔬菜可以加热，
浅色蔬菜不能过度加热

蔬菜按照颜色可以分为颜色比较深的黄绿色蔬菜，例如胡萝卜、南瓜，以及白萝卜、芜菁等颜色较淡的浅色蔬菜。黄绿色蔬菜由于富含胡萝卜素而颜色较深，胡萝卜素在体内会变成维生素A。维生素A是溶于油脂的，如果不和油脂一起加热食用的话，仅能被吸收8%。与之相反，淡色蔬菜中含有过度加热后会减少的维生素等成分，如果过度加热，营养就都流失了。

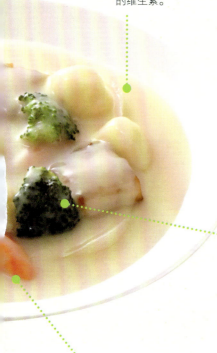

规则 2

B族维生素和维生素C的加热时间要控制在15分钟以内

维生素分为水溶性和脂溶性两大类。水溶性维生素有B族维生素和维生素C等，不耐热。反之，维生素A、维生素D、维生素E、维生素K等是脂溶性维生素，用油烹调后吸收率能够迅速提高，而且较耐热。另外，钙等矿物质都比较耐热，加热后其成分基本不会被破坏，但是煮过后会溶解到水中，因此要格外注意！

实惠 90%

土豆要带皮煮

土豆中的维生素受淀粉的保护而较耐热，所以可以煮。特别是带皮煮可以保留90%的维生素。

损失 40%

西蓝花可以用微波炉加热

西蓝花虽然是黄绿色蔬菜的一种，但是由于富含维生素C，长时间水煮加热会比较浪费。最好的加热方法是用微波炉稍微加热一下。

8.7倍的优势

胡萝卜用油加热

作为黄绿色蔬菜代表的胡萝卜和油一起加热烹调后，胡萝卜素的吸收率能从8%提升到70%。

\ 加入油性沙拉酱也有同样的效果 /

注意一定要使用油性沙拉酱

黄绿色蔬菜中的胡萝卜素遇到油性沙拉酱后吸收率大大提高。

土豆带皮煮
能保留**九成**维生素 C

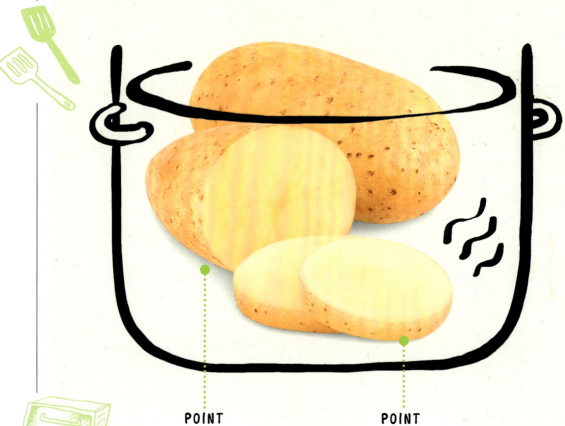

POINT

淀粉可有效
保护维生素 C

土豆中的维生素 C 受到淀粉的保护而不易接触到水和氧气，因此有耐热的特点。

POINT

土豆皮是
抗老化的关键

土豆皮含有抗老化作用的多酚，而且越靠近表皮含量越高，因此一定不要过多地去掉土豆皮。

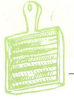

土豆对健康和美容都有好处

虽然土豆中的维生素C较耐热,但是去皮或者切丝后再加热,也会流失掉四五成的维生素。因此加热时一定要记得"带皮"。

另外,与土豆肉相比,土豆皮中含有的铁和钙等矿物质都很多,所以其他烹饪方法也推荐带皮。土豆中含有预防水肿的钾、预防肌肉和血管氧化的多酚,都可以通过带皮烹饪来防止这些营养物质的流失。

一说起土豆,人们就有误解"土豆里面都是淀粉,吃多了容易长胖"。实际上,土豆也富含维生素C,每100克土豆含有27毫克维生素C,和橘子差不多。

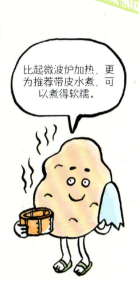

比起微波炉加热,更为推荐带皮水煮,可以煮得软糯。

实用贴士 更好地保护维生素的方法——放入凉水中慢慢加热煮

煮的时候一定要注意放入土豆的时间,要凉水下锅煮。如果水开后再放入的话,水和热气进入土豆里面要花不少时间,外面的淀粉会吸收水分而膨胀,从而破坏细胞壁导致营养流失。

所以要凉水下锅慢慢煮,吸收适量的水分,慢慢地加热可以煮出来甜甜糯糯的口感。无论从营养还是从口感角度来看,"带皮+凉水下锅煮"都是非常合理的方法。

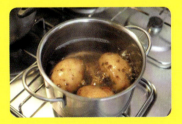

水要没过土豆,加热20~25分钟直至可以用筷子穿透。

COLUMN

不要过量食用炸薯条

土豆最有人气的吃法应该就是散发着香气的炸薯条了。但是在超过120℃的油温中炸太久,土豆中的糖分很容易会变成致癌物质丙烯酰胺。所以在炭烤或油炸时一定注意不要太焦。

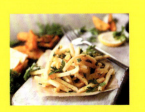

CHAPTER 2　减少营养损失的加热法则

关东煮里面的白萝卜几乎没有营养

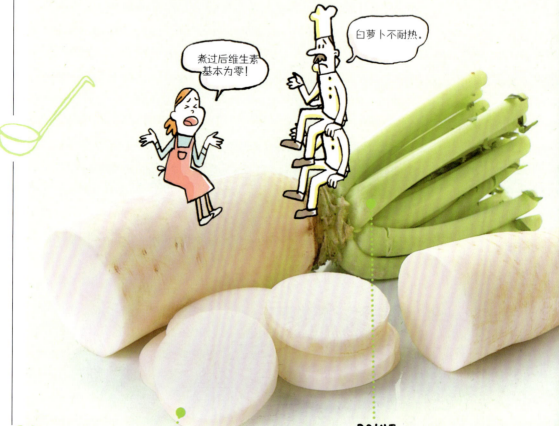

煮过后维生素基本为零！

白萝卜不耐热。

POINT

皮下含有丰富的维生素C

白萝卜中最主要的营养成分就是钾和维生素C。营养从心部输送到叶部和表皮，所以皮下含有的维生素C比心部要多。

POINT

辣味的源头在根部

白萝卜中的辣味，是由细胞被破坏后释放出来的异硫氰酸酯引起的。这种成分有杀菌作用，表皮和根部含量多。

酶和维生素
都由于加热而被破坏了

在日本,说起冬天最受欢迎的大众料理,那当然是热气腾腾的关东煮了,特别是入味的白萝卜更是非常有人气。但是从营养角度说,关东煮中的白萝卜几乎没有营养。

白萝卜中含有的重要成分淀粉酶,是一种可以促进消化的酶,加热后活性会变弱,到50~70℃时活性会完全消失。另外一种分解脂肪的酶——脂肪酶也是如此,在高温下会失去活性。

另外,白萝卜中的维生素C是水溶性的,在煮的过程中几乎都会溶解在水中。由于维生素C在表皮含量最多,所以削皮后再煮,营养所剩无几。其实吃白萝卜时,只要好好清洗,带皮生吃就可以。

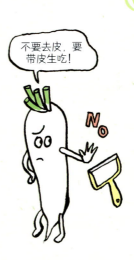

> **实用贴士** 最好的方法就是带皮擦成泥吃

要想不浪费地获取白萝卜的营养成分,最好的方法就是制成带皮的萝卜泥。白萝卜的细胞被破坏后会释放出产生辣味的异硫氰酸酯,这种成分具有净化血管、抗衰老、防癌等作用,对身体非常有益。另外,萝卜泥放置15分钟后效果会减半,因此一定要在吃之前再擦成泥。
建议用慢速画圆的手法来擦泥,可以减少萝卜泥的辣味,如果快速上下摩擦的话,辣味会增强。另外,萝卜汁中也含有异硫氰酸酯,所以一定要连汁一起吃。

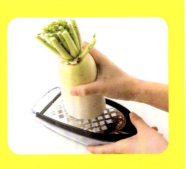

COLUMN

白萝卜泥可有效预防感冒

白萝卜泥由于具有杀菌和消炎的作用,因此也常在药膳中被使用。在擦萝卜泥时渗出来的萝卜汁中加入蜂蜜,可以有效缓解喉咙疼痛。其中的维生素C可以发挥预防感冒的功效。

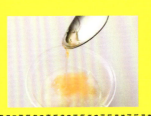

CHAPTER 2 减少营养损失的加热法则

大葱煎过后，
杀菌、抗氧化作用提高 2.5 倍

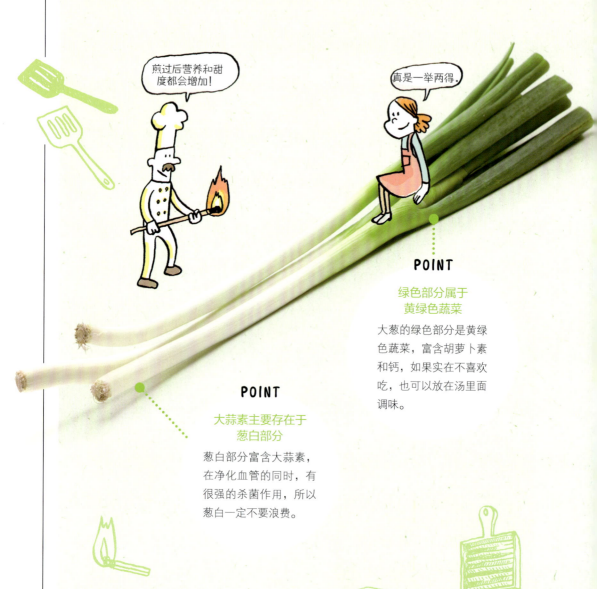

煎过后营养和甜度都会增加！

真是一举两得。

POINT

绿色部分属于黄绿色蔬菜

大葱的绿色部分是黄绿色蔬菜，富含胡萝卜素和钙，如果实在不喜欢吃，也可以放在汤里面调味。

POINT

大蒜素主要存在于葱白部分

葱白部分富含大蒜素，在净化血管的同时，有很强的杀菌作用，所以葱白一定不要浪费。

煎过后甜度和营养价值都增加2.5倍

生大葱会有辣味，但是慢慢煎熟的大葱，甜甜的、黏稠多汁，味道独特。通过加热，大葱里面含有的抗氧化成分会提高2.5倍，这在一众加热后营养就流失的蔬菜食材中，可以算是非常珍贵的了。

有句老话叫"预防感冒还得大葱"。大葱中不仅含有可以杀菌的大蒜素，绿叶部分含有的胡萝卜素还有美肤的作用。

为了美容和健康，请在日常饮食中积极地食用煎大葱吧！

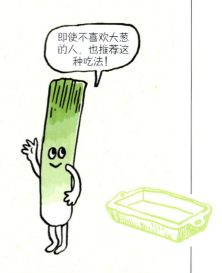

即使不喜欢大葱的人，也推荐这种吃法！

实用贴士：简单快速制作煎大葱

用油煎过后，大葱中的大蒜素和果聚糖都可以释放甜味，而且胡萝卜素的吸收率也大大提高了，可以说是冬天非常好的健康食品了。

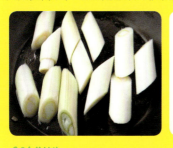
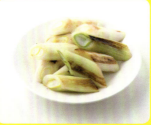

做法：
1. 平底锅中放入油和大葱。
2. 小火慢煎10分钟至变色即可。

COLUMN

白色和绿色部分分开储存

大葱的绿色部分含水分较多，易腐坏变质，而白色部分干燥后会变软。如果不马上吃，需要将两部分分开储存。切开后，葱白用报纸包住，葱叶切丝放在保鲜袋或保鲜盒中，两部分都要放在冰箱的冷藏室。另外，葱丝也可以冷冻，加热后可放在味噌汤里面。

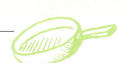

CHAPTER 2　减少营养损失的加热法则

胡萝卜炒过后，
胡萝卜素的吸收率提高 8 倍

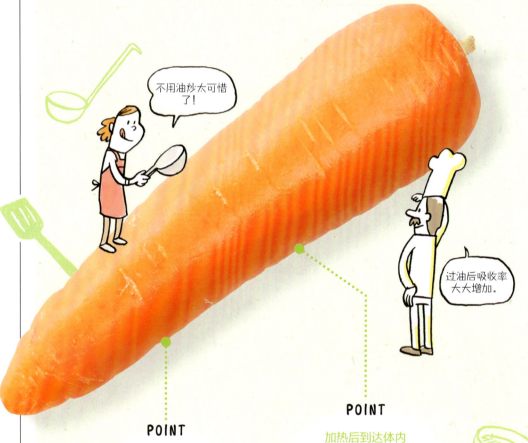

不用油炒太可惜了！

过油后吸收率大大增加。

POINT

富含胡萝卜素的蔬菜

丰富的胡萝卜素可以在体内转化成维生素A。胡萝卜表皮含有较多的多酚成分。

POINT

加热后到达体内的营养量也会不一样

生吃胡萝卜的话，胡萝卜素仅能被吸收 8%，但是加热后吸收率可以翻倍，用油炒过后可达到 70%。可以说，不同的烹饪方法对营养的吸收率影响很大。

加热后才能够保证胡萝卜素的吸收

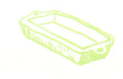

胡萝卜中富含胡萝卜素，在体内可转化成维生素A，有抗老化和提高免疫力的功效。

维生素A是一种脂溶性维生素，要想人体充分吸收，最重要的窍门就是有油。生吃胡萝卜的话，胡萝卜素只能被吸收8%，但是用油炒或者煎过后吸收率可以达到70%。

所以一定要记住：胡萝卜加油烹饪才是无敌的组合。

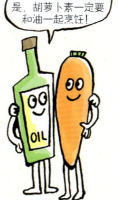

一个不可打破的原则是，胡萝卜素一定要和油一起烹饪！

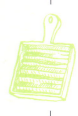

实用贴士 少油的健康菜谱——油煎胡萝卜

在生胡萝卜中加入橄榄油也可以提高胡萝卜素的吸收，但是由于胡萝卜细胞壁较厚，最好的办法还是加热后让其变软。
担心食用油热量太高，可以试试加少量油来煮胡萝卜，这样做出来的胡萝卜甜甜的，既好吃又有营养。

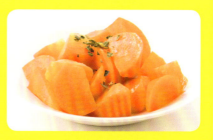

做法：
平底锅放入半勺橄榄油，加入胡萝卜和少量盐，小火翻炒，盖上锅盖小火焖20分钟即可。

COLUMN
仅加热一下，胡萝卜素的吸收率也能提高2倍

实验结果表明，胡萝卜本身含有微量的脂肪，只需加热，胡萝卜素的吸收率就能提高2倍。虽然油炒最好，但是做成炖菜也是非常有营养的。

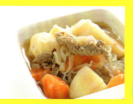

CHAPTER 2　减少营养损失的加热法则

菜花生吃能获取 100% 的维生素 C

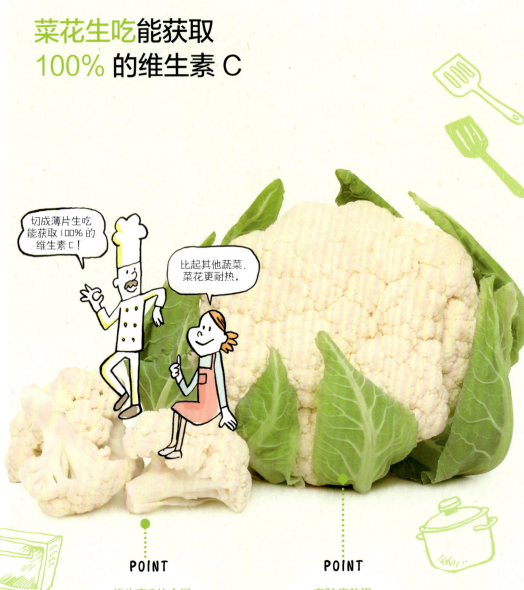

切成薄片生吃能获取100%的维生素C！

比起其他蔬菜，菜花更耐热。

POINT

维生素C的含量比柠檬还要多

菜花虽然是淡色蔬菜，但是含有丰富的维生素C，而且维生素C被细胞组织保护得很好，因此加热后也不易流失。

POINT

有防癌效果

其中的异硫氰酸酯在白萝卜、圆白菜等十字花科中含量较高，可以提高免疫力、预防癌症。

生吃菜花，可以吸收全部维生素C

菜花热量低，富含维生素、水溶性膳食纤维和钾等营养成分，具有预防便秘和浮肿的功效，是很有营养的健康食材。

菜花是一种特别适合生吃的蔬菜，切成薄片后做成蔬菜沙拉，脆脆的口感会让人回味无穷。虽然其中的维生素C较耐热，用水焯过也能保留60%，但生吃则可以获取100%。因此现在在国外，生吃菜花也很流行。

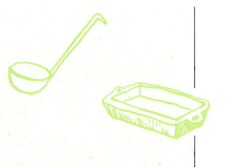

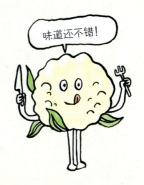

味道还不错！

实用贴士：菜花的魅力是非常有嚼头【菜花薄片沙拉】

虽然菜花中的维生素C含量比西蓝花少，但是如果论生吃的话，菜花更胜一筹。西蓝花生吃会有些苦，但是菜花生吃起来脆脆的，非常好吃。

可以将花蕾做成西式小菜，也可以带茎切成薄片，浇上自己喜欢的沙拉酱，做成一道风味小凉菜。

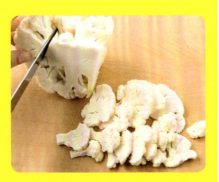

COLUMN

在纽约非常有人气，很受欢迎的蔬菜

纽约的餐馆中有很多素食主义者可以选择的菜品，最近人气很高的就是菜花。比较常见的吃法有：将菜花切碎，代替米饭来吃的"菜花饭"、用粉末状的菜花代替面粉做成的面包等，都是碳水化合物很好的替代品。也可以将菜花弄碎撒在菜上面当作调料。

圆白菜做成汤，可以保留九成的维生素

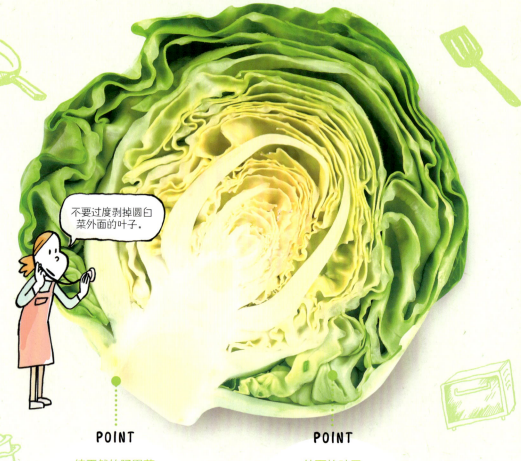

不要过度剥掉圆白菜外面的叶子。

POINT
纯天然的肠胃药——氯化甲硫氨基酸

氯化甲硫氨基酸可以调整肠胃，预防胃溃疡，在肠胃药中经常会用到，是一种维生素样物质（作用和维生素类似，但是可以在体内合成）。

POINT
外面的叶子富含维生素C

圆白菜中富含维生素C，含量最多的是外面颜色较深的叶子部分，其次是心部周围。另外，圆白菜还含有丰富的钙，是一种对健康非常有益的蔬菜。

做成汤可以将其中的水溶性维生素全部摄取到

圆白菜营养价值高，做法简单，例如可以做成沙拉、腌菜、火锅、炒菜等，其中最为推荐的是做汤。

圆白菜也可以生吃，但是由于其中的纤维较难消化，且口感较硬，所以生吃无法吃进去很多。圆白菜炒过后维生素C会流失三四成，蒸过后会流失二三成，煮过后维生素C只剩下一半，但是如果连汤一起喝，尽管维生素C会氧化，也能够摄取到90%。另外，由于氯化甲硫氨基酸是水溶性的，所以圆白菜汤很有营养。同时要注意不要过多地剥掉外面的叶子，以免损失维生素C。

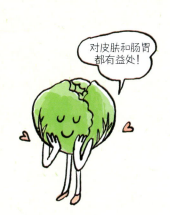

对皮肤和肠胃都有益处！

实用贴士：心部营养丰富，千万别扔掉

心部比较硬的地方，虽然口感和叶部不同，但是富含维生素C，可以切薄片做汤。特别是春天的圆白菜比较嫩，可以加少量水蒸一下，带汤一起吃最有营养。

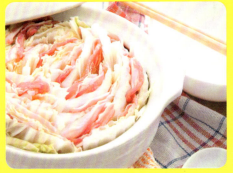

COLUMN

吃圆白菜还可以获取钙

虽然很多蔬菜都含钙，但是真正能被人体吸收的并不多。圆白菜中含有可以帮助钙吸收的维生素K，所以其中钙的吸收率能和牛奶媲美，达到50%。维生素K是脂溶性的，可以在做汤时放点油，或者与肉丝合炒，然后添水做汤。

CHAPTER 2　减少营养损失的加热法则

红薯用微波炉加热很浪费，慢慢加热后麦芽糖含量能提升 5 倍

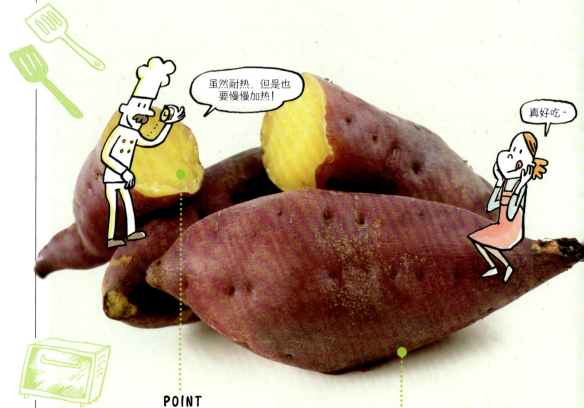

POINT

含有耐热的维生素C

红薯的维生素C被淀粉保护着，较耐热，而且含有可以降低胆固醇、缓解便秘的膳食纤维。加热的方法不同，甜度也会稍有差别。

POINT

红薯皮含有多酚和维生素C

红薯皮中含有抗氧化的多酚和维生素C，因此推荐带皮一起吃。但红薯皮不易消化，消化不良者不宜带皮吃。

微波炉高温制作，甜度仅能为慢慢加热的 1/5

红薯含有丰富的维生素C、淀粉、多酚，可以说是对美容和健康都有好处的食材。

但是，如果追求快速烹饪而用微波炉来加热的话，红薯的魅力就会减半。红薯之所以甜，是因为其中的淀粉会在酶的作用下变成麦芽糖而增加甜度。但是这种酶在60~70℃时活性较强，到90℃以上便会失去活性。用微波炉加热，在还没变甜之前就达到熟温，甜度仅为慢慢加热的1/5。所以要慢慢加热，将甜度提上来，既好吃又有营养。

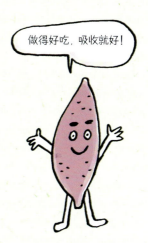

做得好吃，吸收就好！

实用贴士　如何提高红薯的甜度

最好在160~180℃的烤箱内慢慢烘烤1小时，或者用蒸锅慢慢蒸熟。更简单的方法就是包上锡纸，用烤鱼的夹子夹住放在烤箱中，一边自动翻转一边慢慢烤40分钟。

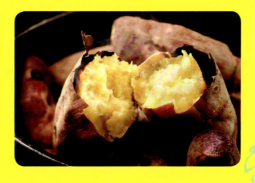

COLUMN

慢慢加热，清肠功效能提高 3 倍

红薯中富含可以预防便秘的膳食纤维。另外，慢慢加热后的红薯能产生更多的麦芽糖，不仅甜度增加，还可快速供能。

CHAPTER 2 减少营养损失的加热法则

黄瓜用米糠腌制，维生素 B_1 能够提升 8 倍

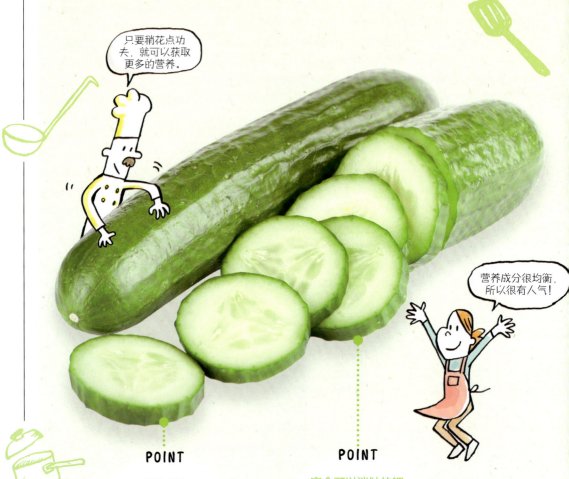

只要稍花点功夫，就可以获取更多的营养。

营养成分很均衡，所以很有人气！

POINT

扩张血管

黄瓜中特有的瓜氨酸可以扩张血管，让血流更顺畅，从而有效保持血管健康。

POINT

富含可以消肿的钾

黄瓜中95%都是水分，是夏天补水的绝佳蔬菜。黄瓜不仅含水量多，还含有可以帮助排出体内多余盐分的钾，具有消肿作用。

比起单吃黄瓜，做成米糠酱菜营养更丰富

黄瓜通常被认为是没有营养的蔬菜。比较推荐的吃法就是用油快速翻炒加热，这样可以抑制黄瓜中维生素C氧化酶的活性，防止其氧化维生素C，使之与其他蔬菜一起烹饪时不会破坏其他蔬菜中的维生素C。

如果做成米糠酱菜，不仅可以较好地保留黄瓜中的营养成分，而且可以吸收米糠中的营养，使得有消除疲劳功效的维生素B_1含量增加8倍，钾和维生素K含量增加3倍，维生素C含量增加1.5倍。还可以吸收米糠中的乳酸菌，使得调整肠内环境的功效进一步加强。

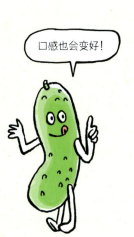

口感也会变好！

实用贴士 米糠酱黄瓜的做法

米糠酱菜对身体的好处是毋庸置疑的，但是如果要从做米糠底料开始，可能难度较大，推荐使用市场上售卖的半成品底料。在深一点的容器或者可以密封的容器内加入米糠底料，将洗净的黄瓜控水，均匀涂上盐，埋入米糠底料中。若用一整条黄瓜，埋入米糠底料后在冰箱冷藏室放置半天到一天即可。

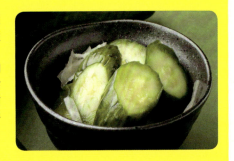

COLUMN
使用"搓"的方法来减少黄瓜中的涩味

黄瓜中含有发苦发涩的成分，这种成分主要在黄瓜的维管束里。要想去除涩味有两种方法：可以将黄瓜的根部切下来，在黄瓜上面来回摩擦；也可以撒点盐，在菜板上来回搓动整条黄瓜。

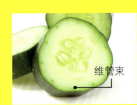

维管束

CHAPTER 2 减少营养损失的加热法则

毛豆蒸过再煎，维生素C能够提高2倍

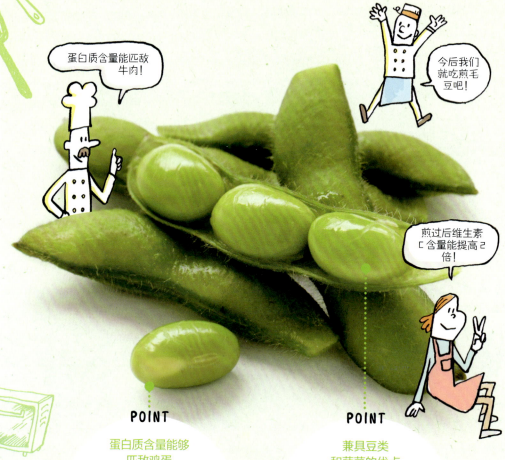

POINT
蛋白质含量能够匹敌鸡蛋

毛豆是少有的富含优质蛋白质的蔬菜，在没有食欲的时候可以来点毛豆，可以获取足量的蛋白质和维生素C。

POINT
兼具豆类和蔬菜的优点

不仅含有优质蛋白质和异黄酮，还含有B族维生素，可以说是兼具了豆类和蔬菜的优点。

煎过后甜度和营养都翻倍

毛豆加啤酒，是夏天餐桌上特有的一道美食组合线。毛豆中含有可以分解酒精的维生素B_1，可以说是非常好的下酒菜。

说起毛豆，最常见的吃法是煮毛豆，但是最近比较流行的还有蒸煎毛豆。因为毛豆中的维生素C虽然较耐热，但是煮过后也会流失一半。如果采用蒸过后再煎的方法，毛豆中的维生素C比煮完后至少会多2倍。而且蒸煎的方法也不易破坏B族维生素和具有消肿作用的钾等矿物质。另外，毛豆中还有可以促进代谢的酶，煮过后酶会流失，但是煎过后酶的含量会大大提高。不过更重要的原因是，煎毛豆的甜度更高。

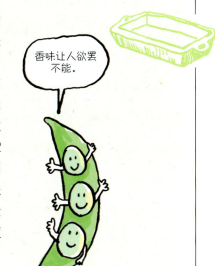

香味让人欲罢不能。

实用贴士 营养和口感都更胜一筹的蒸煎毛豆

煮毛豆时，将毛豆放入煮沸的水中，热气会马上进入毛豆，但是使用蒸煎的方法，放在平底锅中慢慢加热，和慢蒸红薯的效果一样，会产生更多的糖，吃起来口感更甜。
用橄榄油或黄油煎，还可以同时摄入脂溶性维生素K。

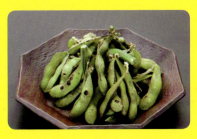

做法：
1. 毛豆撒盐拌匀，在平底锅中干煎。
2. 盖上锅盖，小火焖5分钟。
3. 关火后浇点橄榄油拌匀即可。

COLUMN

毛豆鲜度最重要，多放一天，鲜度和甜度就会减半

收割后毛豆会使用其中的蔗糖来保持呼吸，所以作为甜味来源的蔗糖会在收割后逐渐减少。在挑选毛豆时尽量选带枝或叶的，这样可以减少蔗糖的流失。另外，如果一次吃不完，可以将毛豆冷冻起来，将营养一起冷冻封存，解冻后营养价值与新鲜的一样。

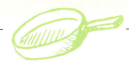

CHAPTER 2　减少营养损失的加热法则

有"营养之王"称号的牛油果，生吃才能最大程度地获取维生素

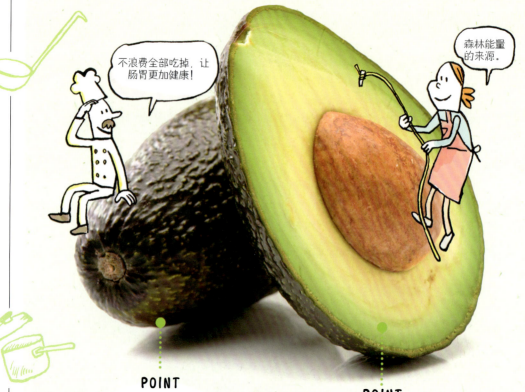

不浪费全部吃掉，让肠胃更加健康！

森林能量的来源。

POINT

吉尼斯世界纪录认定的营养价值最高的食材

营养价值极高的牛油果，含有B族维生素、维生素C、维生素E、钙、不饱和脂肪酸等，是单独吃也可以将营养完全吸收的营养之王。

POINT

被誉为可以返老还童的人参果

牛油果中富含维生素E，有很好的抗氧化作用。同时还含有亚油酸等不饱和脂肪酸，不仅可以抗衰老，还可以有效降低胆固醇。

生吃牛油果，
不浪费一点维生素和不饱和脂肪酸

有"世界上最有营养的食材"之称的牛油果，是维持健康必不可少的食材，在国外经常被用于医院营养餐中，做成牛油果汤给患者食用。其中的维生素E是脂溶性的，而牛油果本身就含有脂质，所以生吃也可以获取全部的维生素E。所含的脂质多是不饱和脂肪酸，可以有效抑制胆固醇。但是加热后，B族维生素、维生素C、钾和钠会减少一半，维生素B_6会减少到1/3，所以生吃更有营养。另外，大部分不饱和脂肪酸会在加热的过程中被降低活性，因此还是推荐生吃。

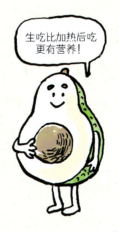

生吃比加热后吃更有营养！

实用贴士　想要有更好的美肤效果，请尝试牛油果 + 三文鱼

牛油果有很好的抗老化作用，如果想进一步提高营养价值，可以与三文鱼一起食用。牛油果中的维生素C可以使三文鱼中的胶原蛋白更好地被吸收，其中的维生素E也可以发挥美肤功效。

另外，番茄中的番茄红素和脂质一起食用，吸收率可以提高4倍，因此食用时也可以加点番茄。

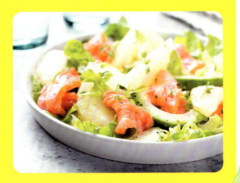

COLUMN
种子的营养也不要浪费

牛油果中富含各类维生素和矿物质，当然其种子的营养也不容忽视。牛油果的种子含有和果肉同样丰富的营养，除了维生素和矿物质等，还有水溶性膳食纤维，可以有效调节肠内环境。推荐的做法是：放到沸水中煮10分钟，当汤或茶饮。不仅有营养，还有抗老化的效果。

CHAPTER 2 减少营养损失的加热法则

焯苦瓜
只会白白浪费维生素

POINT

不焯也可以去苦味的方法

切薄片加盐后，苦瓜的苦味就可以减掉大半。加盐后用手抓一会儿，放置10分钟左右，轻轻挤掉水分即可。注意不要长时间用水冲洗。

> 加盐用手抓10分钟，苦味就会减少。

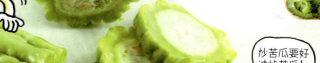

> 炒苦瓜要好过焯苦瓜！

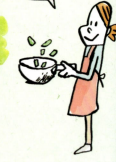

用热水焯苦瓜特别浪费

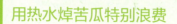

> 焯过后要迅速冷却！

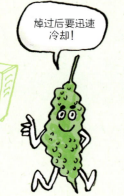

苦瓜是极佳的消暑蔬菜。为了去掉苦味，大多数人都会先用热水焯苦瓜，不过焯水后，苦瓜中的维生素C会流失70%。可以在焯水后迅速用冷水过凉，以防止部分营养流失。

苦瓜炒鸡蛋等使用油的烹饪方法中，胡萝卜素和维生素K的吸收率都能大幅提高，所以炒苦瓜比焯苦瓜更有营养。

章鱼油煎后
抗疲劳功效大大提升

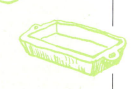

POINT

**有益成分
牛磺酸**

功能饮料中常见的成分牛磺酸，烤章鱼中含量也很丰富。所以当你感觉疲惫的时候，可以试着吃点烤章鱼。

疲劳的时候可以来一根烤章鱼须！

POINT

**兼具恢复体力和
美容的功效**

章鱼中含有丰富的可以恢复体力的B族维生素，可以作为日常零嘴食用。

对付宿醉也很有效

章鱼可抗疲劳，
油煎后更有效

　　章鱼可以水煮后切成薄片，蘸芥末和酱油吃。如果想要摄取更多营养，也可以用油煎。油煎后，有着美肤功效的脂溶性维生素E和维生素A的吸收率大幅提高。另外，油煎的加热时间较短，B族维生素也能较好地保留下来。

　　另外，有着恢复体力功效的牛磺酸，章鱼中的含量是三文鱼的3倍，是沙丁鱼的3.5倍，只要一根章鱼须就可以获取一整天所需量。同时，牛磺酸还有预防动脉硬化、提高肝功能的作用，所以对喜欢饮酒的人来说也非常有益。牛磺酸耐热，因此加热后也不易受损，但是由于易溶于水，所以如果水煮的话一定要连汤一起喝掉。

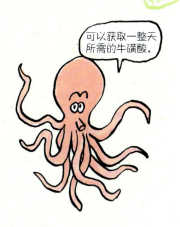

可以获取一整天所需的牛磺酸。

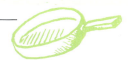

CHAPTER 2 减少营养损失的加热法则

柿子晒成柿饼后，预防癌症的效果比生吃好 4 倍

POINT

鞣酸对身体有益还是有害

柿子中的发涩成分是鞣酸，有抗衰老、预防高血压和脑梗死的作用，但也容易引起便秘，所以注意不要多吃。

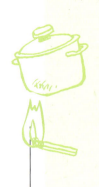

注意不要吃多哦！

POINT

柿子红时，医生愁时

柿子中富含维生素、防水肿的钾，以及能够降低胆固醇的膳食纤维等，有着非常好的排毒和美容功效。

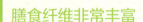

膳食纤维非常丰富

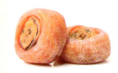

柿子可以说是秋天特有的美味，富含多种维生素和矿物质。最为推荐的食用方法是晒成柿饼吃。晒过后甜度可以增加4倍，不仅口感更好，有着预防癌症功效的玉米黄质会增加4倍，胡萝卜素含量也会增加3倍。另外，柿子还富含膳食纤维，所以一天吃2个就能摄取10克左右的膳食纤维。但是也要注意，晒过后的柿饼维生素会大大流失。

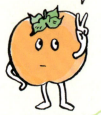

一天最多吃2个！

核桃食用前先用水浸泡2小时，可助消化

POINT

富含不饱和脂肪酸

核桃中富含不饱和脂肪酸，可以有效预防"三高"。

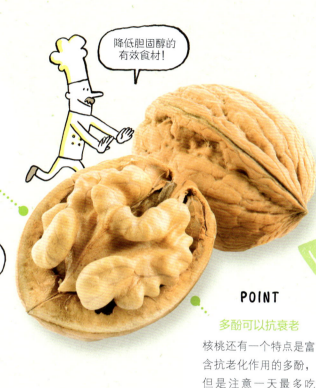

降低胆固醇的有效食材！

一天最好食用3-5个。

POINT

多酚可以抗衰老

核桃还有一个特点是富含抗老化作用的多酚，但是注意一天最多吃5个。

水中浸泡2小时后，脱落酸的活性会被抑制

核桃等坚果种子类食材非常适合预防"三高"和抗老化。

但是种子类食材中同时含有抑制细胞生长、种子萌发的脱落酸，它会抑制酶的活性。

减少脱落酸活性的方法有烘焙和水浸两种。使用烘焙的方法可以让核桃中的多酚含量增加2倍，但是会减少维生素和矿物质含量，也会使不饱和脂肪酸氧化。所以最好的方法是浸水2小时。

核桃热量很高，注意不要多吃！

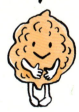

专栏 2

不能先加辣白菜！
保留营养成分的炒菜方法

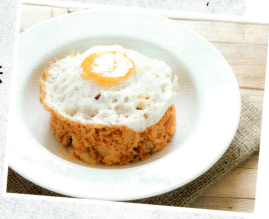

尽情地摄取，不要浪费辣白菜的营养！

有人在炒菜的时候会想着反正都要炒在一起，于是将所有食材一股脑地全部放到锅里。但是这样一来，烹饪时间会延长，反而造成了不必要的营养损失。

炒菜时，食材先后入锅的顺序也是有讲究的。首先要放入加热后能够挥发出更多营养成分的大蒜等，然后再放富含维生素C且加热后营养物质会迅速流失的叶菜等。

做辣白菜炒饭时，为了让辣白菜的酸味散发出来，经常会先炒辣白菜，但是这种做法其实大错特错。因为辣白菜加热太久后，其中的乳酸菌会死掉，B族维生素也会被破坏。所以如果用辣白菜爆炒，记住要在最后放入辣白菜，稍微翻炒一下就出锅。

炒菜时放入各种蔬菜的顺序

1 首先放入大葱和大蒜
热锅中加油，放入葱末和蒜末，中火炒出香味。葱和蒜切碎遇油后，其中的大蒜素会被最大程度地释放出来。

2 封锁肉类的营养
然后放入肉类炒至表面微黄，可以在保留肉类香味的同时防止营养流失。

3 油炒胡萝卜
接下来放入胡萝卜等黄绿色蔬菜，胡萝卜素必须用油炒才能最大程度地被身体吸收。

4 最后的几十秒决定营养价值
最后放入圆白菜等富含维生素C的蔬菜，翻炒30秒，可以最大限度地防止维生素C的流失。

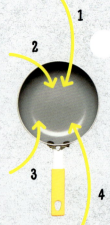

不损坏食材新鲜度的
储存技巧

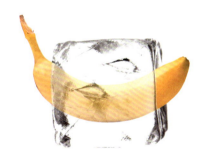

CHAPTER 3　不损坏食材新鲜度的储存技巧

"不管三七二十一都先放进冰箱"的做法是错误的

繁忙的日常中，每天都去买菜比较浪费时间，所以很多人习惯周末一次性采购一周的食材。但是如果不了解正确的储存方法，会导致无法吃到新鲜的食材。下面就来学一些正确的食材储存方法，尽量获取食材更多的营养。

常温　**有些蔬菜不喜欢寒冷**

番茄、茄子、黄瓜等夏季蔬菜，以及芋头、红薯等生长在温暖地区的蔬菜都不耐冷，所以需要将这些食材常温储存或者放在冰箱的蔬菜保鲜室中。

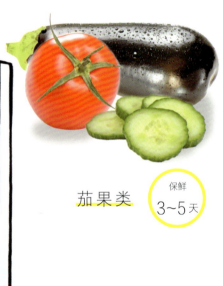

大葱　保鲜 7天

茄果类　保鲜 3~5天

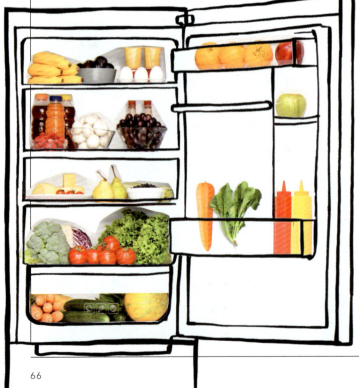

冷冻

冷冻后更有营养的食材

香菇等菌类食材冷冻后能够保留更多的氨基酸，口感和营养价值都会提高。香蕉冷冻后多酚含量也会倍增。

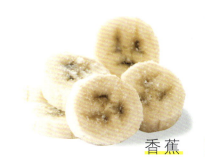

香蕉　保鲜 1天

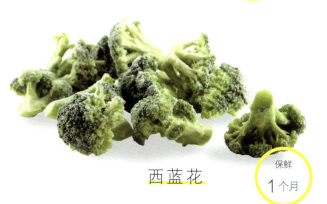

西蓝花　保鲜 1个月

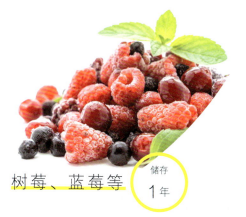

树莓、蓝莓等　储存 1年

规则 1

储存食材的关键是根据其生长环境的温度来储存

生长在夏天的蔬菜或原产地在温热带的蔬菜均不耐冷，遇冷后会发生低温病，导致维生素等营养物质的流失。针对这类食材，可以用报纸包起来放在通风处，或是放在冰箱中温度较高的蔬菜保鲜室。另外，大葱等竖着生长的食材最好竖起来放置储存。

规则 2

常温储存时需要注意温度和光照

导致蔬菜不新鲜的原因有两个，一个是蔬菜呼吸时会蒸发水分，另一个是蔬菜会使用自身的水分来进行光合作用。温度高的地方蔬菜的呼吸会加剧，阳光照射强的地方蔬菜的光合作用会增强，所以最好是放在14℃以下、阳光无法直射的阴冷处，或放入纸箱中进行储存。如果没有这样的地方，也可以放在冰箱的蔬菜保鲜室中。

CHAPTER 3　不损坏食材新鲜度的储存技巧

番茄要常温储存而非冷藏，番茄红素含量能够提升 60%

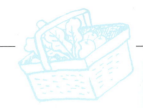

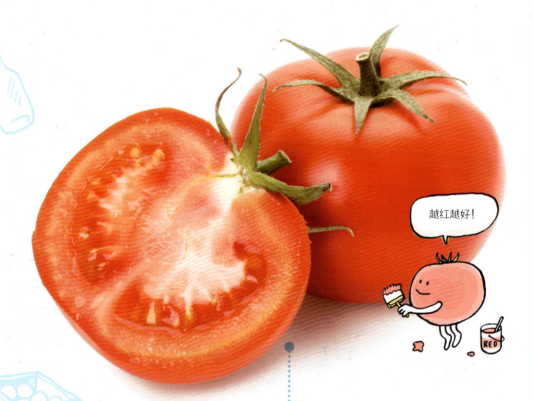

越红越好！

POINT

越红营养价值越高

番茄中含有的番茄红素可以防止血管老化，抗氧化作用是维生素 E 的 100 倍。越红的番茄含有的番茄红素越多。

MEMO

越成熟的番茄颜色越深，甚至会透出些许黑色，轻按感觉比较软，但是注意不要选择太软的，容易坏。

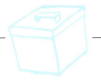

让番茄比刚买的时候更有营养的储存方法

很多人觉得番茄水分多容易放坏，所以一买回来就放进冰箱，但这样的做法恰恰适得其反。原因是番茄产于温暖地带而比较畏寒，一直放在冰箱的话易患低温病，而且在寒冷的环境中，番茄红素的含量也会大幅度降低。

如果不马上吃，购买时最好选硬一些的，放在常温下让其自然成熟，这样一来其中的番茄红素含量可以增加60%。

番茄红素也是脂溶性的，遇油后吸收率可提高2~3倍，因此推荐用油加热烹饪。

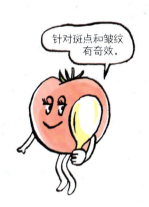

针对斑点和皱纹有奇效。

实用贴士：增加番茄红素的储存方法

想要让番茄自然成熟，温度很重要。推荐在夏日里常温放置2~3天，冬日里常温放置1周左右。

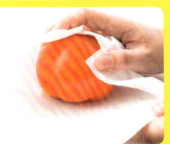

❶ 一个一个用报纸包起来，花萼部分朝下放在篮子里。

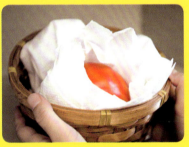

❷ 放在15~25℃阳光无法直射的地方。

COLUMN

冷藏时要注意低温病

成熟的番茄在常温下放置1周后，维生素会流失15%，但是放在5℃以下的冰箱冷藏室中，又容易得低温病而变蔫。储存时最好用保鲜袋装好，放在冰箱的蔬菜保鲜室，或者可以去掉花萼部分，用锡纸包起来冷冻，以防干瘪。

CHAPTER 3　不损坏食材新鲜度的储存技巧

土豆放入保鲜室储存，甜度能提升 2 倍

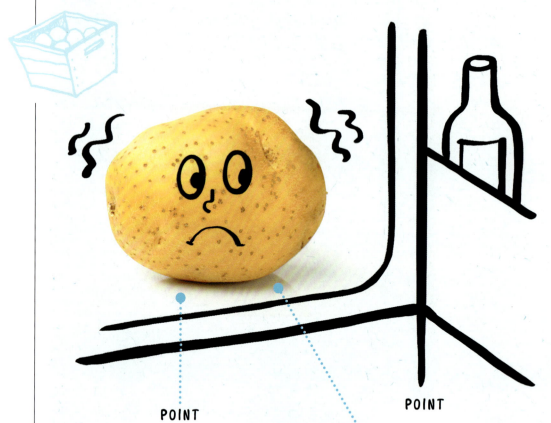

POINT

淀粉的作用可以让维生素C更加耐热

土豆的主要成分是淀粉，食用后不仅会增加饱腹感，还可以改善肠内环境，是非常好的减肥食品。另外，淀粉还可以保护土豆中含有的维生素C，使其更加耐热。

POINT

维生素C的含量与橘子不相上下

一般大家会觉得水果中富含维生素C，其实土豆中的维生素C含量也很高，特别是表皮附近，因此最好带皮一起食用。

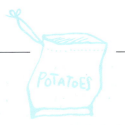

增加甜度的秘诀在淀粉

说起土豆的储存方法，一般人会认为是常温储存，但其实放在冰箱的蔬菜保鲜室会更好。因为在寒冷的环境中，特别是接近0℃时，内部的淀粉为了不让土豆受冻，会进行分解而变成糖。放入蔬菜保鲜室，2周后土豆的甜度会增加1倍。食用甜度高的土豆可以提升饱腹感，自然就会控制米饭和面包等主食的摄取。而且淀粉糊化后口感会变糯，特别适合煮、炖。

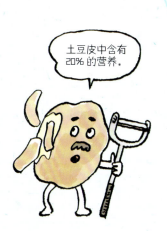

土豆皮中含有20%的营养。

实用贴士：冰箱蔬菜保鲜室最忌脱水

储存土豆还需要一定的湿度，如果直接放入冰箱，容易脱水而变得皱皱巴巴。最好用报纸或厨房纸包起来以防水分流失。

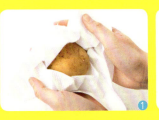
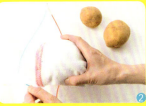

❶ 用报纸或厨房纸包起来。
❷ 上面包裹一层浸湿的蒸笼布，然后放入保鲜袋中，再放入冰箱。

COLUMN
原理与东北的"雪窖储存"相似

东北的冬天储存土豆时，会将土豆放入室外地下挖的雪窖中，雪窖中的温度比外面要高，但是仍然会保持在0℃左右，保证土豆在不被冻的同时也能防止脱水。雪窖储存过的土豆含糖量可以达到收获时的16倍，这种现象被称为"低温糖化"，其原理和冰箱蔬菜保鲜室储存相似。

CHAPTER 3　不损坏食材新鲜度的储存技巧

给香菇晒个日光浴，维生素 D 含量提升 10 倍

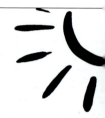

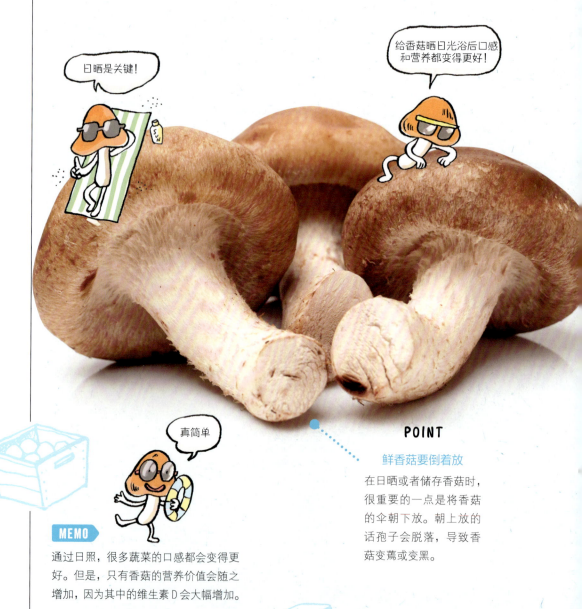

日晒是关键！

给香菇晒日光浴后口感和营养都变得更好！

真简单

MEMO

通过日照，很多蔬菜的口感都会变得更好。但是，只有香菇的营养价值会随之增加，因为其中的维生素 D 会大幅增加。

POINT

鲜香菇要倒着放

在日晒或者储存香菇时，很重要的一点是将香菇的伞朝下放。朝上放的话孢子会脱落，导致香菇变蔫或变黑。

不晒日光浴的香菇，维生素D的含量极少

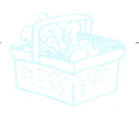

香菇中最具代表性的营养成分就是可以促进钙吸收的维生素D。但由于现在的香菇都是室内栽培，所以刚采摘的香菇中维生素D的含量很少。香菇中的麦角固醇成分遇到紫外线会生成维生素D，所以只要在做菜之前晒半小时，维生素D的含量就可以大大增加。不仅如此，晒后的香菇维生素B_1也会增加。

超市也会销售干香菇，其中有些是经过热风烘烤的。如果想充分摄取香菇中的维生素D，无论鲜的还是干的，最好都选用通过天然日晒的，烤箱烤干的营养远远低于日晒的。

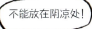
不能放在阴凉处！

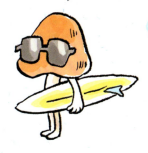

实用贴士 自制干香菇的要点

将香菇放在笸箩或筛子中，把伞朝下放置再晒，如果想要晒得更彻底，可以切片后平铺。马上食用的话晒半小时就行，想要储存较长时间，可以晒1~2天，使之充分晒干。

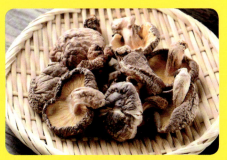

COLUMN
让香菇更好吃的泡发方法

将香菇稍微用水洗一下后放入水中，水量要没过香菇，水上面盖一层食用保鲜纸后放入冰箱冷藏室。隔夜后香味将大大增加，口感也会更好。捏一下根部，如果变软就可以吃了。

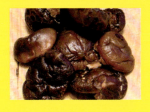
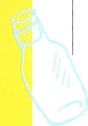

CHAPTER 3　不损坏食材新鲜度的储存技巧

菌菇类冷冻后，
口感和营养价值提高 3 倍

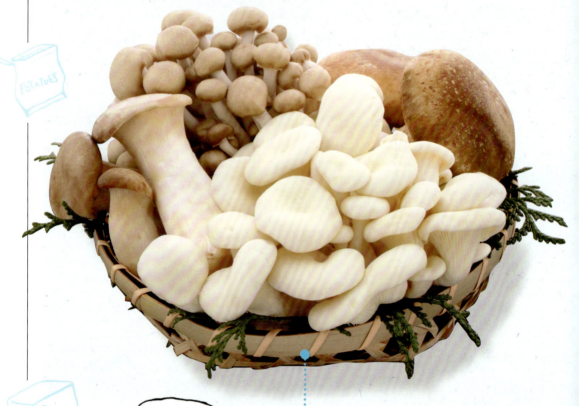

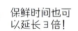

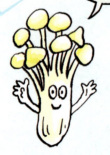

保鲜时间也可以延长 3 倍！

POINT

**菌菇中的氨基酸
非常受身体欢迎**

菌菇中的鸟苷酸、天冬氨酸不仅是香味的源头，还可以有效消除疲劳、恢复体力。

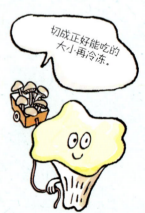

切成正好能吃的大小，再冷冻。

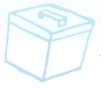

冷冻后的菌菇类全身都是宝

菌菇类食材的热量低,营养却很丰富,特别是冷冻后能够获取到的营养成分会更多。菌菇类生吃不是很好吃,但是冷冻后其细胞被破坏,香味反而会被释放出来。冷冻时,水分膨胀会破坏细胞壁,使菌菇中酶的活性增加,从而生成产生香味的成分。这种酶在冷冻和烹饪时会变得更活跃,进而使得鸟苷酸等含量增加3~4倍。

但是,解冻后菌菇类的香味和水溶性维生素都会流失,所以最好不解冻直接烹饪。

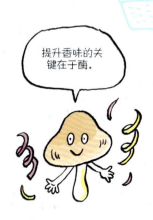

提升香味的关键在于酶。

实用贴士 最适合冷冻的菌菇类

特别适合冷冻的三种菌菇,不用解冻直接烹饪。

BEST 1
不同的吃法可以让多糖成分增加12倍
【金针菇】

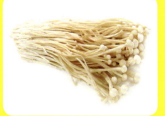

多糖成分有利于减肥。搅拌机搅拌后冷冻,可以彻底破坏金针菇的细胞,使多糖含量大大增加。

BEST 2
营养均衡
【蟹味菇】

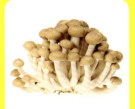

蟹味菇富含促进新陈代谢的B族维生素,但特别可惜的是蟹味菇遇水后容易腐烂变质。储存前可以去掉根部,切成方便食用的大小,分装冷冻后,可储存1个月之久。

BEST 3
具有减肥效果
【平菇】

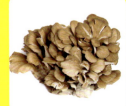

平菇中含有具有减肥效果的多糖,这种成分在80℃以上会分解,所以在做味噌汤或其他汤羹时放进去快速烫一下就好。尤其是冷冻后再烫,香味会在短时间内释放出来。

CHAPTER 3　不损坏食材新鲜度的储存技巧

冷冻小白菜，
能把维生素 C 牢牢锁住

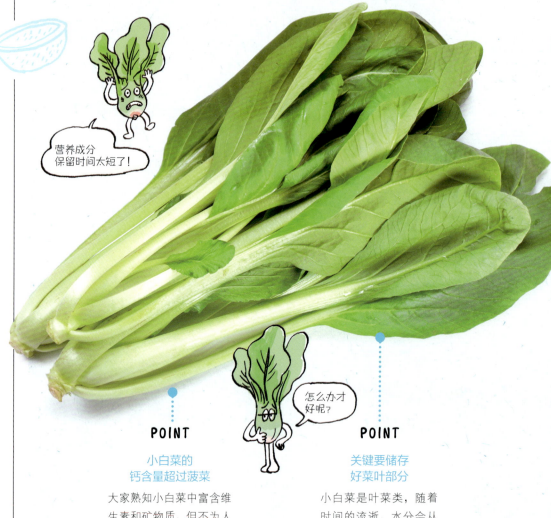

营养成分
保留时间太短了！

怎么办才
好呢？

POINT

小白菜的
钙含量超过菠菜

大家熟知小白菜中富含维生素和矿物质，但不为人知的是，即便和蔬菜中的优等生——菠菜相比，小白菜中的钙、铁和维生素 C 的含量也要多很多。

POINT

关键要储存
好菜叶部分

小白菜是叶菜类，随着时间的流逝，水分会从叶部的生长点不断流失，2~3 天后就蔫了，所以买回家后要尽早储存，尽快吃完。

小白菜冷冻后，营养和口感都将提升

小白菜几乎没有涩味，所以不需要焯，可以直接吃。但是由于其茎部较硬，生吃口感不佳。这时，比较推荐的是冷冻小白菜，一方面可以保留过水后流失的维生素C和B族维生素，一方面在冷冻的过程中小白菜的细胞壁会被破坏而使其变软、口感更佳。常温放置的小白菜只能储存2~3天，但是冷冻后可以储存2~3周。冬季虽然是个容易缺乏维生素的季节，而小白菜正当季，一定要好好利用，补充维生素。

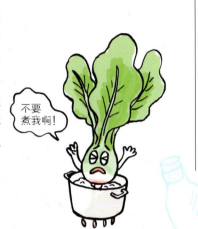

实用贴士：直接放入冷冻室即可

将小白菜洗净，控水后放入塑料袋或食用保鲜袋中，放入冰箱的冷冻室。解冻时可以直接移入冷藏室或者拿出来常温解冻，最好避免过水或用热水解冻，因为那样会导致维生素的流失。

冷冻后的小白菜可以用水稍微焯一下，用香油和盐拌食，尽量缩短烹饪的时间。

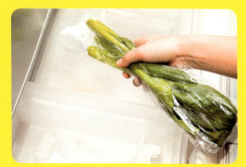

COLUMN
储存小白菜

如果没有冷冻的时间，也要尽量避免常温储存，可以放到冰箱的蔬菜保鲜室中。前面提到储存蔬菜最好的办法就是储存条件与其生长环境类似，小白菜也不例外。

将小白菜的叶子用打湿的厨房纸或报纸包起来，根部朝下竖着放置，冷藏的话最好2~3天内吃完。

CHAPTER 3　不损坏食材新鲜度的储存技巧

去皮略晒，
洋葱中的**多酚**含量能提高

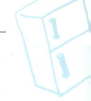

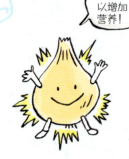

日照可以增加营养！

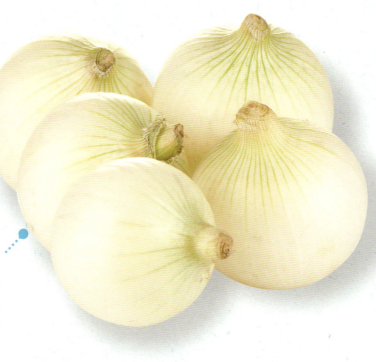

POINT

洋葱是很好的清血管蔬菜

洋葱中含有大蒜素和槲皮素等多酚成分，构成了一个非常强大的清血管组合。

去皮略晒，可增加洋葱肉中的槲皮素含量

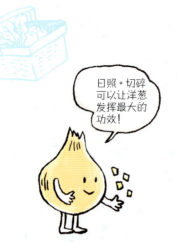

日照＋切碎可以让洋葱发挥最大的功效！

　　洋葱皮中含有槲皮素，可以预防动脉硬化。虽然洋葱皮不能食用，但是可以想办法增加可食用部分中的槲皮素含量。将皮去除后，为了保护细胞，洋葱果实中槲皮素的含量会增加4倍。槲皮素在加热或冷冻时都不易被破坏，所以可以做成汤或炖菜连汤一起吃。另外，切碎后，洋葱中的大蒜素也会释放出来。洋葱皮可以煮过后当成"皮茶"来喝，营养更丰富。

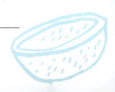

香蕉冷冻后储存时间变长，抗老化效果翻倍

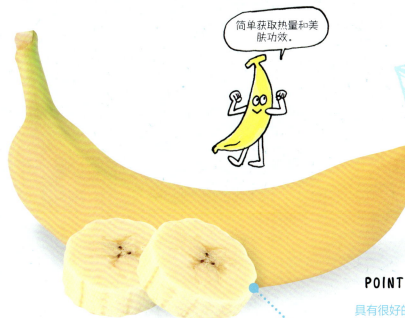

简单获取热量和美肤功效。

POINT

具有很好的抗氧化能力

香蕉的抗氧化作用在所有水果蔬菜中也算出类拔萃的，营养丰富且能提高免疫力。

冷冻后的抗老化效果更好

香蕉中富含多酚，具有抗老化作用。比起直接吃，更推荐冷冻后食用，可以获取更多的多酚！香蕉皮上面生出黑点（糖点）就是完全成熟的标志，此时香蕉的甜度达到顶峰，多酚含量也倍增。但是随着糖点越来越多，香蕉会逐渐变酸，多酚的活性也越来越弱。所以最好在刚出糖点时进行冷冻。

具体方法是，剥去香蕉皮，用食用保鲜膜包上，冰箱冷冻。拿出来后可以直接当点心吃。

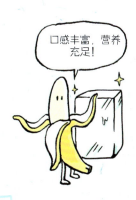

口感丰富，营养充足！

CHAPTER 3　不损坏食材新鲜度的储存技巧

冷冻储存蚬贝，鸟氨酸能提高 8 倍

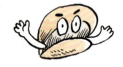
注意不能过度冷冻！

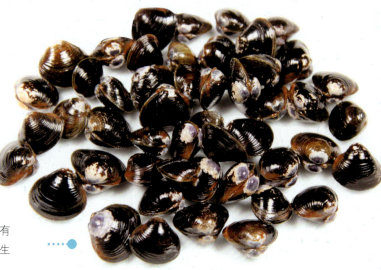

POINT

鸟氨酸能促进生长激素的分泌

鸟氨酸是对付宿醉的有效成分，也可以促进生长激素的分泌。

慢慢冷冻，使鸟氨酸的含量增加

还有抗衰老的功效！

MEMO

蚬贝能够过滤掉湖泊中的毒性物质，只吸收营养成分而生长，所以被称为"湖泊的终结者"。

　　鸟氨酸是氨基酸的一种，可以有效促进肝脏代谢、消除疲劳，特别适合酒后食用。将蚬贝冷冻后，其鸟氨酸含量能够提高8倍！

　　但是注意不要快速冷冻，最好在-4℃或更高的温度冷冻。将蚬贝放在可以密封的保鲜袋中，然后用报纸包住放入冰箱冷冻，这样可以防止过度冷冻。

　　吃的时候不需要解冻直接放到锅里，推荐做成味噌汤的底料。冷冻后的蚬贝可以储存1个月之久。

豆芽放到保鲜室，
能锁住九成的新鲜度和营养

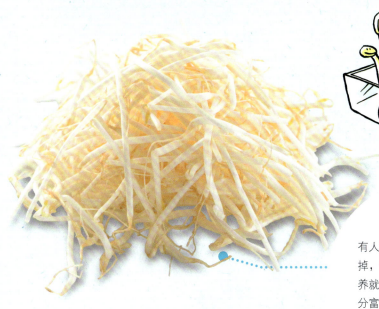

能否解决无法过夜储存的问题是关键。

POINT

千万不要择掉豆芽的须根

有人喜欢将豆芽的须根都择掉，但是要想获取更多的营养就一定不要去掉。这个部分富含膳食纤维，择掉的话维生素C更易流失。

▌最适合储存豆芽的地方是冰箱蔬菜保鲜室

豆芽富含维生素和矿物质，而且物美价廉。它唯一的缺点就是储存时间太短，由于富含水分且喜低温，如果常温保存，很快就会蔫。建议放在冰箱的蔬菜保鲜室中，既可以保留营养又可以延长储存时间。

具体方法是，热水中稍微焯一下或微波炉加热20秒后去除水汽，用食品保鲜袋分装后放入冰箱的蔬菜保鲜室，可以储存1周左右。在室温下最多只能保留三成的维生素，冰箱冷藏只能保留五成的维生素，冷冻3天后还能保留九成的维生素。

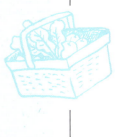

黄豆芽还含有丰富的维生素E！

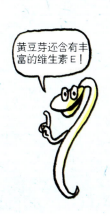

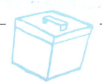

专栏 3

饭后容易犯困，这是要变胖的节奏

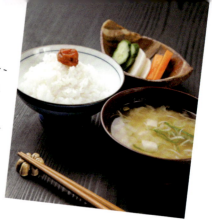

你会从哪个盘子开始动筷子？

很多人都会有"饭后很困什么都不想做"的经历。其实饭后犯困的原因有两个：

一是食用的量超过了胃的消化能力从而给胃造成了负担，也就是俗话说的吃多了。用以往的消化速度已经无法充分消化食物，因此血液都集中到胃部帮助消化。这也可能是吃太快造成的，所以要通过细嚼慢咽来刺激饱食中枢。

二是饭后血糖急速升高引起的。空腹时一下摄取大量食物，容易引起糖分摄入过量，血糖升高。短时间内血糖急速升降，不仅会引起发胖，更容易造成胰腺疲惫、引发糖尿病。要想避免餐后血糖急速升降，就要尽量避免只吃碳水化合物等主食。吃饭时要先吃蔬菜等富含膳食纤维的食物，然后吃蛋白质丰富的食物，最后再吃碳水化合物类食物，这样可以抑制餐后血糖上升。千万不要想着少摄入点热量就只吃饭团等主食，那样反而会造成血糖异常升高。

（根据摄食顺序不同，血糖值的变化情况也不同）

血糖（毫克/分升）

······ 蔬菜→蛋白质→碳水化合物
—— 碳水化合物→蛋白质→蔬菜

食后时间

先吃蔬菜和先吃碳水化合物类食物，餐后血糖值竟相差 150 毫克以上。（图表是 2 型糖尿病患者的血糖值变化）

这样吃可以改变食物的营养价值

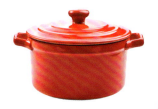

CHAPTER 4 这样吃可以改变食物的营养价值

食用方法小窍门

肉、鱼、蔬菜等食材，根据烹饪方法和食用时间的不同，能获取的营养成分也不同。日常生活中，一定要记住有益的食用方法，并加以实践。

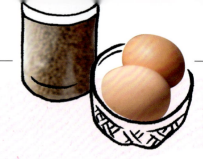

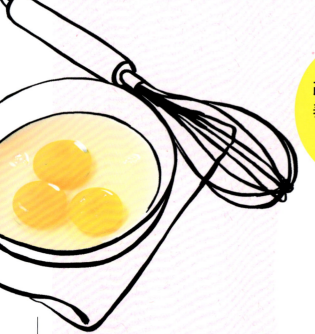

改变温度后营养随之发生变化的食材

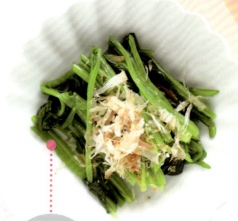

菠菜

热水中煮 5 分钟 减少 60%

煮 5 分钟后维生素 C 含量会减少 60%。

规则 1

生吃、做汤吃，吃法不同，营养也完全不同

不同的食材中所含的营养成分千差万别，特性也各不相同。有的最好生吃，有的必须加热破坏细胞后才能摄取到所需营养，也有的需要借助调料来将营养完全释放出来。吃法不同，能够到达体内的营养成分相差很大！

西蓝花

煮 5 分钟后维生素 C 会减少 40%，70℃以上环境下酶会被破坏 20%。

热水中煮 5 分钟 减少 40%

规则 2

要注意食用时的温度

酶在 50~70℃时活性较强，所以味噌酱和纳豆等食材不宜过度加热，一些含有酶的蔬菜也是不耐热的。虽然热气腾腾的食物很好吃，但是根据食材来选择适合的温度，才能获取到更多的营养。

放醋 30 分钟 提高 30%

带骨鸡肉

煮鸡汤时加入一点醋，小火慢炖 30 分钟，钙的吸收能增加 30%，而且记住一定要喝汤（撇去浮油）。

水中泡 5 分钟减少 70%

胡萝卜

水中浸泡 5 分钟，维生素含量会减少 70%。

热水中煮 20 分钟也能保留 90%

土豆

带皮煮的话维生素 C 可以保留 90%。

------ 懒人 COOKING 大法 ------

烹饪最常见的一招就是过水去涩味、焯血水等，殊不知这样反而会让维生素、矿物质和多酚等营养成分大量流失。不如索性偷个懒不再过水，还可以防止营养成分的流失。

CHAPTER 4 这样吃可以改变食物的营养价值

带骨鸡肉中加一点醋，钙含量能够提高 1.8 倍

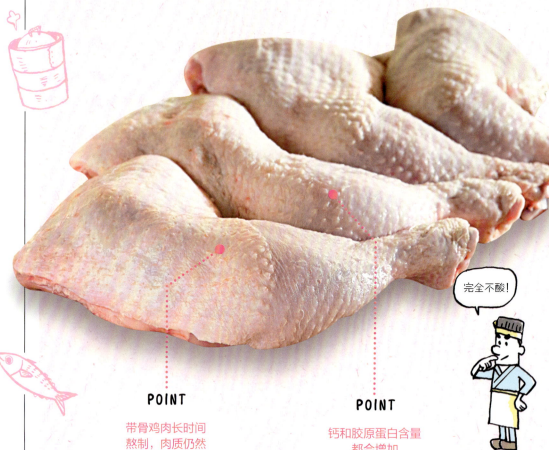

完全不酸！

POINT

带骨鸡肉长时间熬制，肉质仍然保持鲜嫩

靠近骨头部分的肉，细胞不容易被破坏而易储存水分，即使长时间熬制也不会变硬，正因如此，带骨鸡肉吃起来很鲜嫩。

POINT

钙和胶原蛋白含量都会增加

鸡肉是一种非常健康的肉类，其中带骨肉的含钙量是鸡翅和鸡腿肉的4倍。无论从口感还是从胶原蛋白的摄取上来说，都是不错的选择。

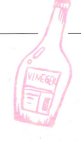

加醋后烹饪，对骨头和皮肤都有好处

鸡肉富含优质蛋白质且脂肪含量也不高，还含有胶原蛋白、维生素A和钙等成分。

特别是烹饪带骨鸡肉时要多加一点醋，醋有利于鸡骨头中的钙溶解到汤中，加醋后汤中的钙含量比不加醋煮出来的要高1.8倍。还有一点，加醋后人体对钙的吸收率也提高了，一般清水煮后，人体只能吸收30%的钙。

另外，加醋熬制后，汤中的胶原蛋白含量也是清水煮的1.4倍。

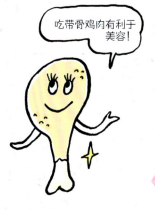

吃带骨鸡肉有利于美容！

实用贴士 **消除疲劳、预防感冒、防预"三高"，日常料理新常识**

大家都知道，醋有很好的消除疲劳、恢复体力的功效，其秘诀在于醋的主要成分醋酸有助于将疲劳物质排出体外。同时，鸡肉有预防感冒的作用，还富含维生素A，因此吃点放了醋的炖鸡有助于增强体质。鸡肉中还有亚油酸等不饱和脂肪酸，可以有效预防动脉硬化，减肥期间可以利用去皮鸡肉补充营养。

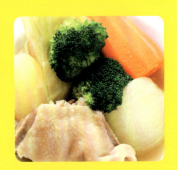

COLUMN

醋＋小鱼料理，可以连鱼骨头一起食用

煮沙丁鱼时也可以加点醋来煮整条鱼，这样可以最大程度地发挥醋酸溶解钙的作用。在没过小鱼的汤中加入醋，小火慢炖、收汁，吃的时候连骨头一起吃，这样获取到的钙是一般的4倍。而且用醋煮过后，沙丁鱼的骨头会变软，即使平常不爱吃沙丁鱼的人也容易接受。

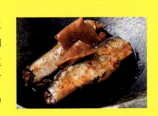
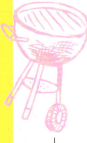

猪肉富含维生素 B_1，不要煮而要煎着吃

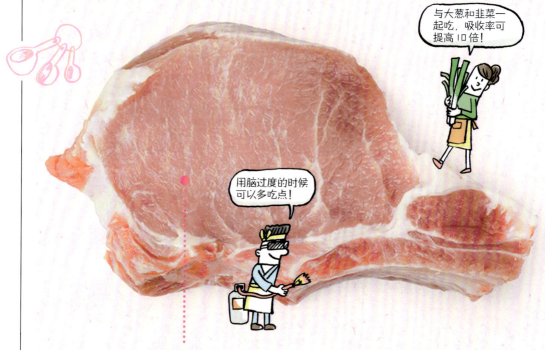

与大葱和韭菜一起吃，吸收率可提高10倍！

用脑过度的时候可以多吃点！

POINT

可以将糖分转化成热量

猪肉中维生素 B_1 的含量很丰富，维生素 B_1 可以将糖分转化成热量。体内缺乏维生素 B_1 时就容易感觉疲劳，此时可以吃点猪肉来帮助恢复脑力和体力。

加入含大蒜素的食材一起煎，可以将猪肉的营养价值放大

富含维生素B_1的猪肉，绝对是爱喝酒、爱吃甜食或米饭等人的救世主。因为维生素B_1可以将糖分转化为热量，人体内维生素B_1不足的话，糖分就会转化为脂肪，人也会感觉疲惫、注意力不集中。

最好的吃法是姜汁煎猪肉片或煎猪排等。涮着吃虽然清爽，但是维生素会流失50%。另外，韭菜或大葱中含有的大蒜素有助于提高维生素B_1的吸收率，煎猪肉的时候放一些，更有助于营养吸收。

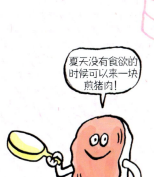

夏天没有食欲的时候可以来一块煎猪肉！

实用贴士 想要控制脂肪的摄入，可以利用烧烤网夹

有人会担心猪肉热量太高。推荐用烧烤网夹夹住肉来煎，可以去除多余的油脂。而且排骨等带骨部分用烧烤网夹也更容易煎。

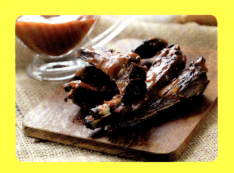

COLUMN

猪肉哪个部分最为推荐

推荐维生素B_1含量多、脂肪相对少的里脊肉，而且钾和蛋白质含量丰富，可以防水肿。腰部的肉由于纹路细腻柔软而受到大家的喜爱，猪腿部分瘦肉比较多且不腻，腹部的肉很香但是脂肪含量较高。

CHAPTER 4　这样吃可以改变食物的营养价值

牛排的瘦肉部分
加热时间一定不能超过 3 分钟

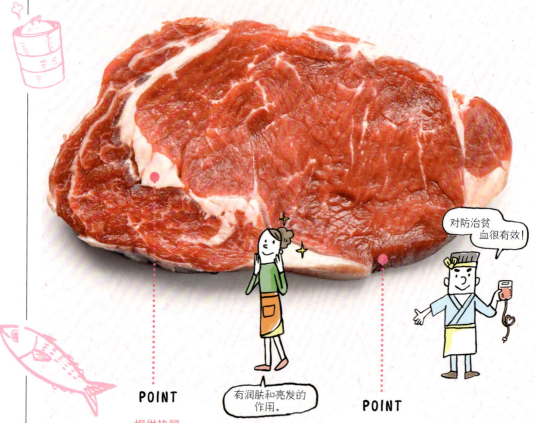

对防治贫血很有效！

有润肤和亮发的作用。

POINT

提供热量

牛肉的肌肉中含有丰富的氨基酸和肉碱，这两种成分是制造热量的有效成分。

POINT

富含维生素B_1和铁

牛肉中富含维生素B_1、蛋白质和铁，且脂肪含量较少，有助于增强体质。

燃烧脂肪、恢复体力的牛瘦肉

牛腿肉和里脊肉都是脂肪含量少、肌肉含量多的瘦肉。牛肉含有丰富的肉碱，有助于恢复体力、消除疲劳，更可以燃烧脂肪，可以说是有利于减肥的肉类。

但是也要注意，煎牛肉时间过长，其中的蛋白质会变硬，不易消化吸收。因此在煎的时候，大火煎1分钟左右，翻面再煎1分钟左右即可，要让肉的内部温度保持在55~65℃，最后关火用余热煎熟。这样做出来的牛排是最有营养、最美味的。

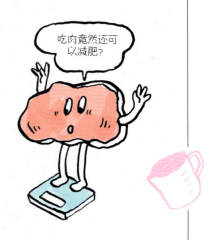

实用贴士　配菜很重要

肉类富含蛋白质，因此需要更多的热量来消化。此时配菜显得很重要，搭配生芥末或萝卜泥等富含消化酶的蔬菜一起吃，有助于消化。
牛排的常见配菜是豆瓣菜，其中含有大量的消化酶，所以一定不要以为只是装饰用的配菜就丢弃不食。

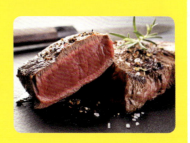

COLUMN
哪种肉含肉碱最多

马肉和羔羊肉中富含肉碱。其实想要辨别肉碱含量的多少，只要看肉的颜色就行，颜色越红表明含肉碱越多，比如鸡肉中肉碱的含量就很少。另外，深受大家喜爱的腌牛肉（这里只是简单用酱油、少许盐、姜葱等调味料腌制），腌制后能增加口感和口味，肉碱也不会减少，可以放心食用。

猪肝是维生素 A 之王

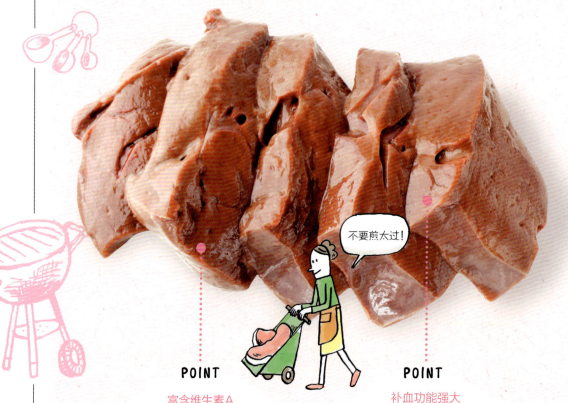

不要煎太过!

POINT

富含维生素A

猪肝不仅富含维生素 A，叶酸、维生素 B_1、维生素 B_2 的含量也很高，有助于恢复体力，可以说是营养的宝藏。

POINT

补血功能强大

猪肝中含铁量多，加上富含可以造血的维生素 B_{12} 和生物素等，其防治贫血的功效是数一数二的。

做法简单，富含铁和维生素

猪肝给人的第一印象就是可以防治贫血，但其实它还是美容养颜的佳品，想要健康和美丽，建议适量食用猪肝。但是有人觉得猪肝腥味太重，其实常见的除腥方法是用水或牛奶浸泡，也可以通过缩短加热时间来消除腥味、保留营养。加热时猪肝中的铁会发生变化释放出腥味，所以可以用高温爆炒来缩短加热时间。比起普通加热，爆炒后腥味大大减小，同时也可以保证铁和水溶性维生素少流失。

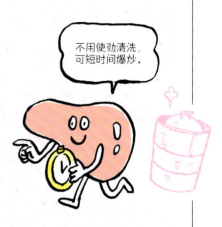

不用使劲清洗，可短时间爆炒。

实用贴士 爆炒猪肝的做法

做韭菜炒猪肝时，可以先用调味料将猪肝腌制入味，爆炒后盛出备用。然后热油炒好韭菜，再加入猪肝翻炒几下盛盘即可。这样可以最大限度地缩短加热时间，抑制腥味。

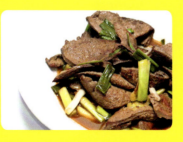

做法：

1. 用厨房纸去除猪肝的水分。
2. 猪肝切薄片后用酱油、料酒、姜粉等腌制5分钟。
3. 裹一层薄薄的淀粉。
4. 在160℃的油中煎1~2分钟。
5. 炒好其他菜后将煎猪肝加入翻炒一下出锅。

CHAPTER 4　这样吃可以改变食物的营养价值

西蓝花切好后放一会儿，抗癌效果才能充分发挥

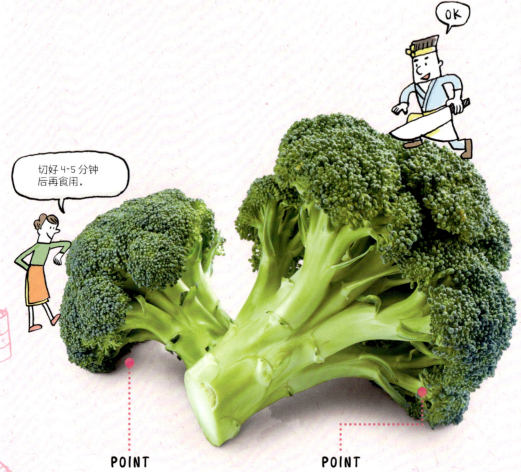

> 切好4~5分钟后再食用。

POINT

放置3天后维生素C就会减半

西蓝花营养价值高，茎内的营养物质会在储存过程中不断流失，常温下放置3天维生素C的含量就会减半。

POINT

花蕾营养丰富

西蓝花是维生素C、叶酸含量十分丰富的蔬菜，营养多来自花蕾。

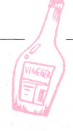

能够促进抗癌物质萝卜硫素活性的秘密

西蓝花等十字花科类蔬菜有很好的防癌作用，主要是因为含有抗氧化作用的萝卜硫素。想要让萝卜硫素发挥作用，需要一种叫芥子酶的物质，但这种酶特别不耐热，一经烹饪就会消失。不过要是生吃的话，芥子酶会在体内被消化，也转化不成萝卜硫素。此时比较关键的就是，切完后放置4~5分钟，在这段时间内芥子酶会转化成萝卜硫素，然后用常法烹饪。或与其他十字花科植物（芝麻菜、芥末、白萝卜等）一起食用，也可以起到同样的效果。

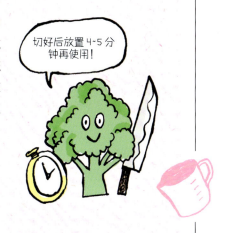

切好后放置4-5分钟再使用！

实用贴士　推荐 75℃ 蒸熟

保护西蓝花中芥子酶的方法还有一个，即用75℃以下的热水煮或者低温蒸5分钟。水温控制在75℃以下，可以减少维生素的流失，如果认为较难控制水温，可以半打开锅盖用低温蒸熟，在慢慢蒸的过程中甜度也会增加。

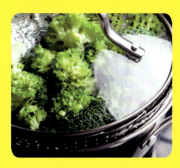

COLUMN
西蓝花的胚芽中富含芥子酶

西蓝花胚芽中的芥子酶的含量是成熟蔬菜的20倍之多。生着吃也很好吃，可以做成沙拉或者三明治，又好吃又有营养。

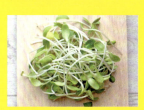

CHAPTER 4 这样吃可以改变食物的营养价值

生菜加热后食用
比生吃营养高

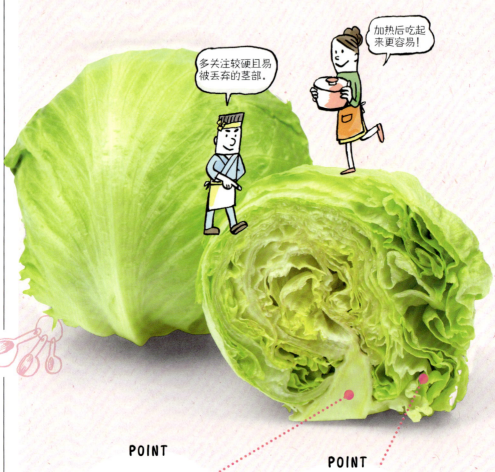

多关注较硬且易被丢弃的茎部。

加热后吃起来更容易！

POINT

茎部比叶部营养价值高，富含莴苣素

生菜有辅治失眠的功效，其茎叶中含有莴苣素，有助催眠镇痛的作用。选生菜的时候可以选择切口为一元硬币大小、茎部发白的。

POINT

清洗之前不要切

冲洗太过的话，生菜中的维生素C容易流失，所以用水轻轻冲洗就好。

加热后味道更好

一般人都习惯将生菜做成沙拉吃,但这里推荐加热后食用。由于生菜中95%都是水分,蒸2~3分钟后涩味就会被去除。通过加热增加食用量,可以摄取更多的膳食纤维和维生素等营养。而且加热时间较短,维生素C的流失也不严重,和油一起炒食,胡萝卜素和维生素E等脂溶性维生素的吸收率也可以大幅提高。茎部周围的苦涩成分在加热后也会减轻。

另外,用刀切的话,容易从切口处开始氧化,因此最好用手掰开后烹饪。

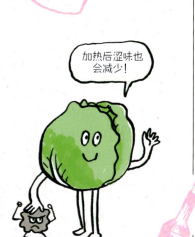

加热后涩味也会减少!

实用贴士 **延长生菜保存期的秘诀**

生菜水分含量高,很容易变蔫,因此储存的时候要多加小心。由于生菜的生长点在茎部,所以需要尽快割断阻止其生长。常用的方法是,将茎部剜掉后在里面塞入厨房用纸,或是在茎部的切口处涂上面粉稀糊等。这里再介绍一个使用牙签来快速阻止其生长的方法。在茎部的切口处插入2~3根牙签,破坏其生长点,这样可以将日常只能储存2~3天的生菜储存1周左右。

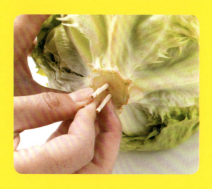

COLUMN

有助于提高免疫力

生菜含有较丰富的维生素C、叶酸,以及干扰素诱生剂,不仅可以提高身体的免疫力和抵抗力,还有抗癌作用。

CHAPTER 4 这样吃可以改变食物的营养价值

秋葵加醋，
果胶才会加倍释放

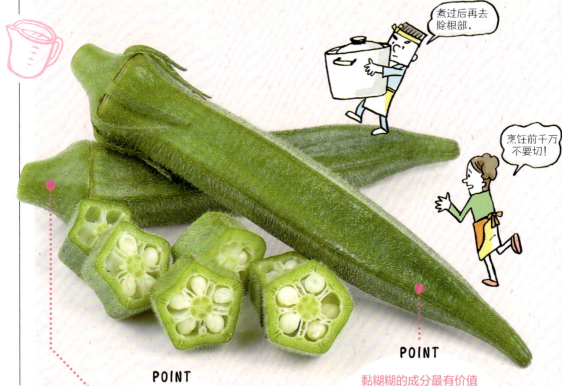

> 煮过后再去除根部。

> 烹饪前千万不要切！

POINT
蒂部有发苦的成分

秋葵的蒂部较苦，吃的时候要切掉。但是注意一定要煮过后再切，否则里面进水后会变得水分太多，并且水溶性维生素也容易流失。

POINT
黏糊糊的成分最有价值

秋葵中的这个成分是水溶性膳食纤维果胶和多糖类黏蛋白的混合物。果胶可以抑制胆固醇和血糖的升高，黏蛋白有预防感冒和调整肠道的功效。

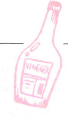

秋葵不需要焯，和醋一起食用，让血管的健康程度翻倍

秋葵中的黏稠成分含有果胶，有助于控制血糖。另外，醋也有降血脂的作用，二者相加后效果会倍增。吃菜的时候先吃秋葵，可以将其效果发挥到最大，不仅能防止血糖急速升高、降低胆固醇，还可以减少脂肪堆积，可以说是减肥佳品。

另外，买到较软的秋葵，可以不用焯水，这样一来其中的黏稠成分就不会减少，水溶性B族维生素也不会流失。

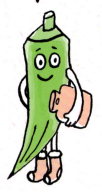

还可以促进血液循环，预防体寒。

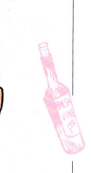

实用贴士 不焯水该如何清理秋葵

在秋葵上撒盐后放在菜板上来回滚动，可以有效去除秋葵上的毛，然后切掉蒂部，这样既可以去掉苦味又不会流失营养，可以说是一举两得。切块后加点醋拌一拌，生吃的秋葵营养满满的。

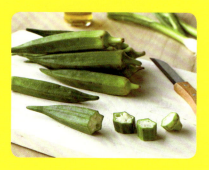

COLUMN
怎样才能买到又软又好吃的秋葵

秋葵含有大量水分，长期放置容易流失干枯，因此要选新鲜的吃才有营养。购买时可以观察蒂部突出来的一圈筋的颜色，如果是白色，说明很新鲜，发黑则说明不新鲜。

筋

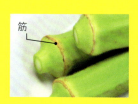
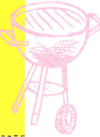

CHAPTER 4　这样吃可以改变食物的营养价值

姜生吃和煮熟吃，效果相差 30 倍

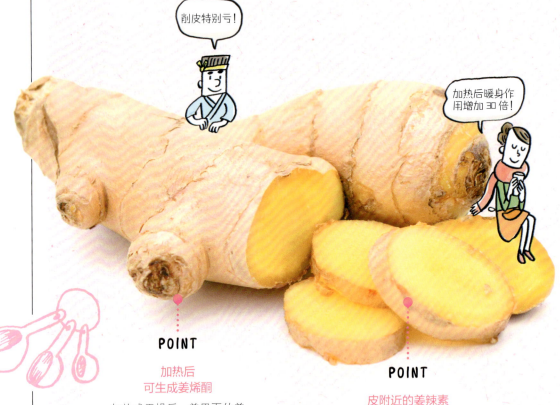

削皮特别亏！

加热后暖身作用增加 30 倍！

POINT

加热后
可生成姜烯酮

加热或干燥后，姜里面的姜辣素会转化成姜烯酮，可以有效促进血液循环、提高机体免疫力，同时让身体变暖。但是超过 100℃ 后姜烯酮的活性会被破坏，所以注意不要高温烹饪。

POINT

皮附近的姜辣素
含量最多

生姜中独特的成分姜辣素具有杀菌和提高免疫力的作用，在姜皮附近含量最多，因此一定不要去皮。另外，姜辣素与空气接触后会发生氧化，所以不要切太碎。

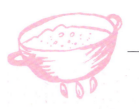
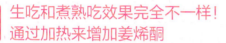

生吃和煮熟吃效果完全不一样！
通过加热来增加姜烯酮

　　姜可以让身体变暖，有效对付寒症，但是生姜没有这个效果。生姜中含有的姜辣素有杀菌、促进血液循环的作用，虽然可以让身体充分暖和起来，但正是这样短时间的血液循环加速，反而会因出汗导致出汗后着凉。

　　相反，加热后产生的姜烯酮可以燃烧体内的糖分和脂肪，让身体从内部产生热量，暖身的同时还有瘦身的作用，所以如果想要改善身体寒症，一定要加热食用。低温慢慢加热，最多可以获取30倍的姜烯酮。

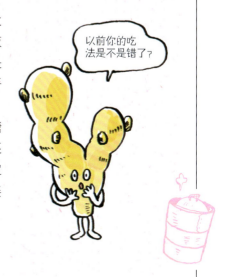

以前你的吃法是不是错了？

实用贴士　如何做一杯让身体暖暖的姜茶

增加姜烯酮的关键，是在100℃以下的环境中加热、干燥姜。具体方法可以是在烤箱中用100℃的温度烘烤1小时直到变硬，也可以日晒1天或放在室内通风处晒1周。做好的姜茶可以直接加入汤或红茶中服用。

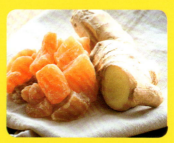

COLUMN
姜末中的姜辣素，3分后就会减半

姜辣素有着很强的杀菌作用，但是要注意一定要在使用前再切成末，因为姜辣素在空气中容易氧化而导致活性减弱，放置3分钟活性就会减半。所以最好切成姜丝而不是姜末，更有利于保存姜辣素。

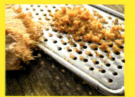

CHAPTER 4　这样吃可以改变食物的营养价值

煮牛蒡时千万不要去沫，会损失40%的营养

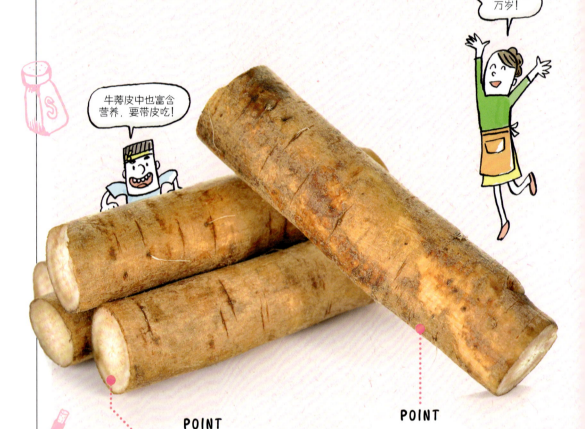

牛蒡料理万岁！

牛蒡皮中也富含营养，要带皮吃！

POINT

要选择纹理细腻的牛蒡

挑选牛蒡时，可以手握根部，看是否能竖着立起来，立不起来的话说明中心是空的，较柴。

POINT

皮里面的多酚含量是菠菜的3倍

众所周知，牛蒡富含膳食纤维，但很多人可能不知道，牛蒡皮也很有营养，特别是含有一种叫绿原酸的多酚。

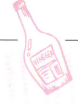

不去皮不焯水的牛蒡，营养价值是去皮焯水后的2倍

一般都会认为牛蒡需要焯水，但从营养学的角度来说，不去皮不焯水才好。牛蒡皮中含有较多的绿原酸，可以有效预防糖尿病和肥胖。购买的时候牛蒡其实就已经被清洗过了，绿原酸的含量已经减少了，所以要尽量选择带泥的。带泥的牛蒡很新鲜，只需用刷子轻轻刷净即可，过度清洗会使营养和鲜味都流失。

焯水的时候可以看到水变成茶色，这正是绿原酸流失的表现，而且焯水时水溶性维生素也会一同流失。因此简单清洗是科学食用牛蒡的第一步。

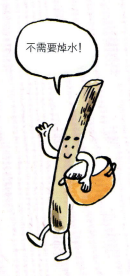

不需要焯水！

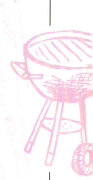

实用贴士：烹饪前可以用微波炉加热

生牛蒡切太细的话抗氧化能力会减弱，可以切成5厘米大小后放入微波炉快速加热，其中绿原酸的活性可以达到2倍。

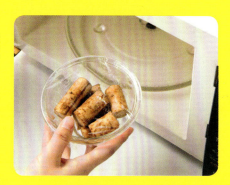

COLUMN

推荐带皮的牛蒡茶

有人对带皮的食材较为抵触，这时不妨尝试一下牛蒡茶。刷子刷洗过后，充分日晒、自然晾干。食用时冲泡或煮即可，可以充分获取绿原酸。

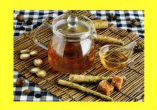

茄子过油后，能充分摄取花青素

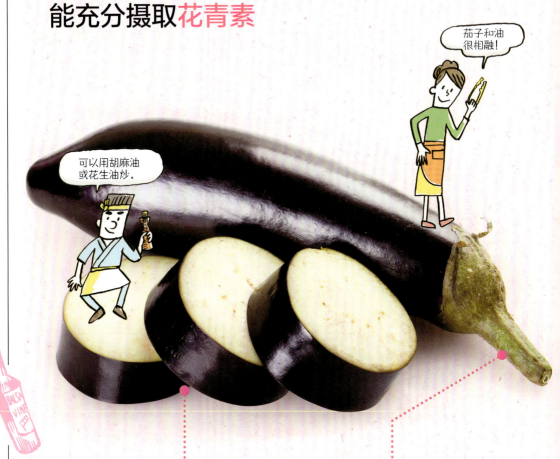

可以用胡麻油或花生油炒。

茄子和油很相融！

POINT

茄子是抗氧化蔬菜中的新晋精英

茄子中含水分较多，容易被误认为没有什么营养。殊不知，茄子皮中富含多酚类物质花青素，有抗氧化和抗癌功效。

POINT

茄子蒂可以有效防治口腔溃疡

将茄子蒂烤成黑色粉末状，涂在口中或牙龈上，可以有效辅治口腔溃疡和牙龈肿痛，从日本江户时代（公元1603—1867年）起茄蒂粉末就开始作为刷牙粉来使用。

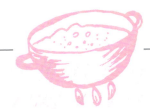

和油一起烹饪可以获取全部的有益成分

说茄子营养价值不高的，都是没有好好使用茄子皮的，茄子皮中含有花青素。而花青素是水溶性的，水煮后会流失，所以削皮后做成炖菜的做法是最没有营养、最浪费的。烹饪时可以选择用油炒，可以有效防止营养流失。但是茄子内部是絮状组织，容易吸油，为了减少用油量，可以先在茄子上面涂一层油，放到微波炉中稍微加热，即可避免烹饪时吸收过多油而变软。特别是使用胡麻油或花生油，吃起来更有营养。

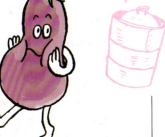

用油炒后会更加划算！

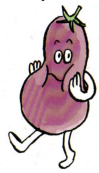

实用贴士 茄子不能用水焯

烹饪前如果将茄子过水的话，水溶性花青素等成分容易流失，非常可惜。切好以后马上烹饪，能够防止氧化和营养流失，或者加点盐杀一下水也可以。

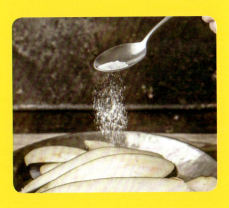

COLUMN
茄子抗癌功效竟在西蓝花之上

让茄子皮保持鲜亮紫色的成分就是花青素。做腌茄子时，可以加入烤明矾，不仅可以让茄子的颜色保持鲜亮，还可以防止花青素的减少。

实验表明，茄子不论生熟，抗癌效果都是一流的，即使熟茄子，其效果也可以保持在80%以上。

CHAPTER 4　这样吃可以改变食物的营养价值

海鱼不宜过度加热，DHA 会降低 50%

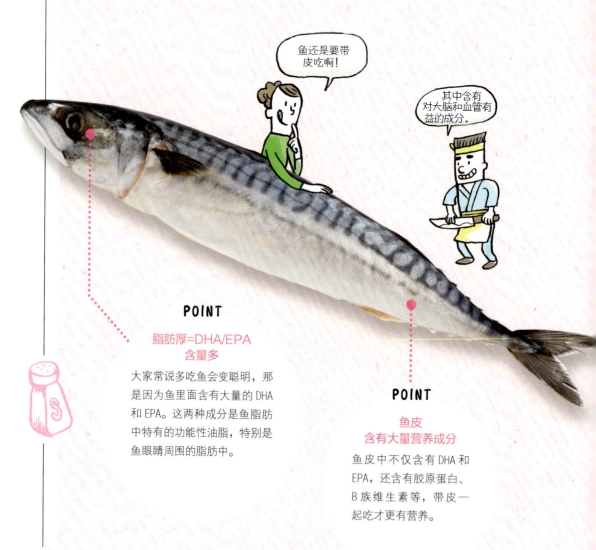

鱼还是要带皮吃啊！

其中含有对大脑和血管有益的成分。

POINT

脂肪厚=DHA/EPA 含量多

大家常说多吃鱼会变聪明，那是因为鱼里面含有大量的 DHA 和 EPA。这两种成分是鱼脂肪中特有的功能性油脂，特别是鱼眼睛周围的脂肪中。

POINT

鱼皮 含有大量营养成分

鱼皮中不仅含有 DHA 和 EPA，还含有胶原蛋白、B 族维生素等，带皮一起吃才更有营养。

加热后，DHA 和 EPA 会被破坏

DHA和EPA是只有在海鱼中才富含的不饱和脂肪酸。这两种成分不仅可以强化血管、预防癌症和过敏，还可以健脑益智。要想一点不浪费地摄取这些不饱和脂肪酸就是吃生鱼片，烤鱼的营养价值会减少两成，炸鱼会减少近一半。

加热过程中，这些成分易氧化，也会随着鱼肉脂肪的流失一起流失掉。海鱼生活在海洋中，被打捞上来后，由于陆地气温较高其脂肪会变散，油炸后流失也很严重。做蒸鱼或煮鱼时，尽量清淡一些带汤一起喝，也可以防止营养流失。

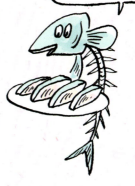

生鱼片可以获取 50% 以上的营养！

实用贴士 可以和抗氧化蔬菜一起食用

不饱和脂肪酸有个特点，就是接触空气后容易氧化，即容易变质。为了防止鱼里面的不饱和脂肪酸不被氧化，可以将鱼和胡萝卜、圆白菜、大蒜或姜等具有抗氧化作用的蔬菜一起烹饪食用。

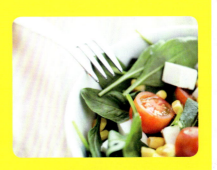

COLUMN
吃鱼罐头也可以获取 DHA 和 EPA

鱼身体各个部分都含有 DHA 和 EPA，其中皮含有 20%，骨头中含有 40%，所以鲅鱼罐头和沙丁鱼罐头等带骨的罐头营养价值很高。但罐头制品通常含盐量也高，所以要适量食用。

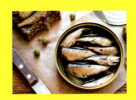
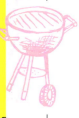

鱿鱼用香料炒过后，营养加倍

POINT

切的方法决定了鱿鱼的口感和嚼劲

鱿鱼靠喷射吸入的水来推进自己前行，因此与其前行方向相垂直的肌肉很发达。切成类似鱿鱼圈等环形，正好是顺着纤维生长的方向，因此比较有嚼劲，如果竖着切，纤维被切断就没有嚼劲了。

> 鱿鱼+香料组合最强！

> 消除疲劳、恢复体力效果佳！

POINT

带皮吃可以获取九成的胶原蛋白

鱿鱼中富含胶原蛋白，但是九成胶原蛋白都在外面薄薄的一层皮中，所以一定要带皮吃。

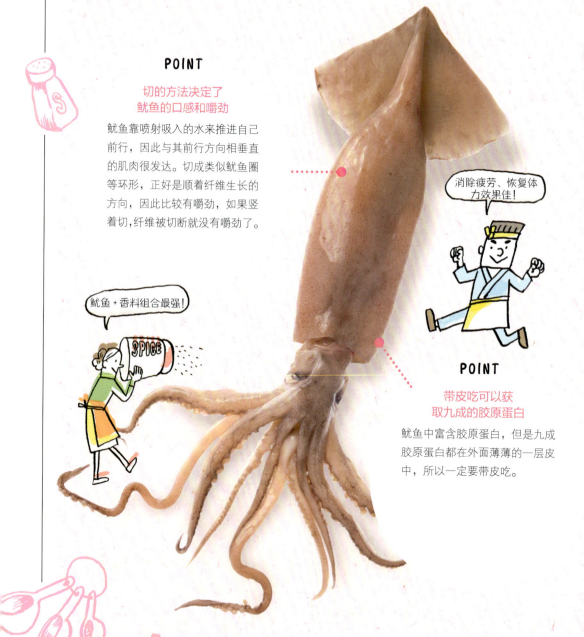

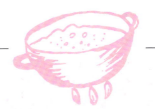

如何增加鱿鱼中的牛磺酸

鱿鱼中不仅含有胶原蛋白,还含有牛磺酸,有助于神经系统发育和防止"三高"。做成咖喱鱿鱼,可以更好地发挥鱿鱼的抗疲劳功效。因为咖喱里面的香料中含有姜黄素,与牛磺酸协同作用,可以增强肝脏功能,具有抗氧化、抗癌的作用。

鱿鱼有着丰富的优质蛋白质、热量低,可以有效恢复体力,特别适合在身体疲劳时食用。

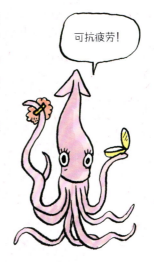

可抗疲劳!

实用贴士 鱿鱼要带皮吃

最好的鱿鱼料理是咖喱爆炒鱿鱼,可以最大程度地保留其中的胶原蛋白和牛磺酸。虽说鱿鱼中的胆固醇有些高,但牛磺酸有降低胆固醇的功效。

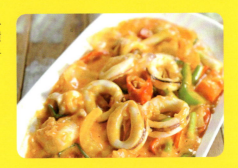

COLUMN
腌制鱿鱼不只是好吃的小零食

将鱿鱼的皮、内脏、软骨等腌制食用,可以获取更多营养成分。但是腌制品盐分较多,注意一次不要吃太多。

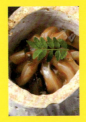

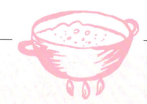

味噌汤在 50℃时才能发挥最大的营养价值

POINT

每天喝味噌汤可以远离癌症

关于味噌汤是否可以防癌这个问题，研究表明，每天喝味噌汤，可降低罹患乳腺癌和胃癌的风险。

POINT

味噌分红酱和白酱，其营养成分不同

红酱中的类黑素可以促进代谢，很适合早饭时食用；而白酱中的成分γ－氨基丁酸可以抑制焦躁、引起困倦，因此较适合晚餐时食用。

常见的做法是否会损失大部分有益菌

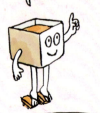
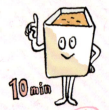

超过50℃时，味噌中的乳酸菌就会慢慢死去，当温度达到70℃时，其中的酵母也基本全部消失。为了保留味噌的香味，一般都会在水煮开后关火，然后放味噌进去溶解。但是关火后马上放味噌，温度保持在80℃左右，仍然会破坏其中的乳酸菌。所以最好关火后再等10分钟，等温度下降到50℃再放入味噌溶解，这时就不会破坏其中的乳酸菌和酵母了。

味噌汤有抗衰老、预防老年痴呆、美容等作用。黄豆丰富的营养加上乳酸菌，经发酵后更有营养，只要控制好温度，做出来的味噌汤就会是最有营养的。

芝麻要捣碎食用，
否则营养难吸收

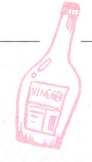

POINT

芝麻是很好的抗衰老食材

小小的芝麻中蕴含有大大的能量，水溶性多酚芝麻素、芝麻酚等成分可以有效调节体内的活性酶。

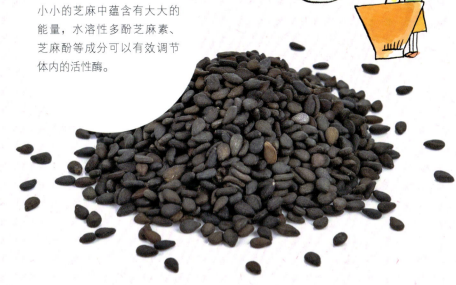

碾碎后口感和营养都更胜一筹！

磨芝麻粉有益健康

不碾碎直接食用的话，芝麻中的营养成分基本无法被吸收。别看每一粒芝麻都很小，但是其外皮坚硬，人的牙齿很难咬碎，且带皮的芝麻也无法被肠胃消化。所以要想获取更多的营养就一定要碾碎，但是碾碎后的芝麻很容易氧化，买的时候最好买成粒的，吃多少磨多少。

磨好的芝麻加热后做成烤芝麻，其中抗氧化物的功效加强了，还可以维护肝脏健康。

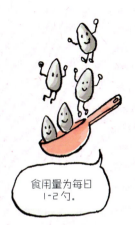

食用量为每日1~2勺。

CHAPTER 4 这样吃可以改变食物的营养价值

不要将纳豆放在刚出锅的热饭上！70℃时酶会全部流失

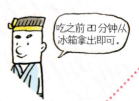

吃之前20分钟从冰箱拿出即可。

POINT

最好在晚餐时吃纳豆

一般日本人习惯在早餐吃纳豆，实际上晚餐吃效果才好。纳豆中的精氨酸可以促进生长激素的分泌，纳豆激酶可以清理血管、有助于睡眠。

POINT

吃之前先在常温中放置20分钟，可以促进酶的活性

不要在吃的时候才从冰箱中拿出纳豆，要拿出来放置20分钟后再食用，因为纳豆菌在常温中会持续发酵，纳豆激酶的活性会更强！

纳豆加热后再食用非常可惜

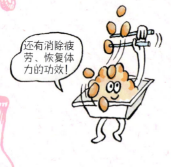

还有消除疲劳、恢复体力的功效！

如果将纳豆放在刚做好的热饭上面，纳豆激酶受热都会死掉。纳豆激酶在50℃以上活性会减弱，70℃以上就基本不会有作用了。口感最好的米饭其实是40~48℃，可以将刚出锅的米饭放凉到这个温度，然后将纳豆放在上面搅拌均匀，这样做能提升米饭的口感和纳豆的功效。另外，纳豆中富含维生素K，一天吃一盒纳豆，有助于补充维生素K。

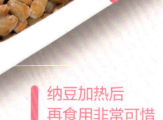

CHAPTER

一定不要丢掉很重要的营养物质

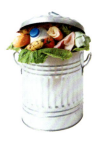

CHAPTER 5 一定不要丢掉很重要的营养物质

一直以来丢掉的那些部分，竟然含有这么多营养

一直以来被扔掉的蔬菜的皮、叶、根等部分，可能蕴含着比一般可食用部分更多的营养！

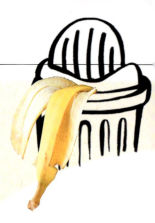

规则 1

如何巧妙地食用那些保护果肉的皮和蕴含营养的种子

蔬菜和水果的皮是典型的最容易被错误扔掉的部分，还有延续生命的种子，营养价值也很高。

皮

土豆、牛蒡、白萝卜和胡萝卜等根茎类蔬菜，表皮下蕴含着丰富的营养。苹果等水果的皮中富含多酚成分。

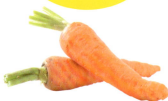

胡萝卜叶的含钙量是根茎的 5 倍

与可食用部分相比，胡萝卜叶中蛋白质含量是其 3 倍，钾含量是其 5 倍。

白萝卜叶中的维生素 C 含量是可食用部分的 5 倍

白萝卜的叶子其实是珍宝，千万不要当作垃圾扔掉。其中含有根茎中没有的维生素 E，维生素 E 有抗衰老的作用。另外，其中膳食纤维的含量也是根茎的 3 倍。

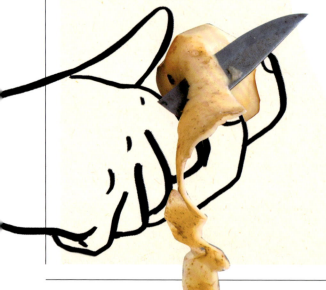

将皮和种子都扔掉，会损失很多营养

规则 2
根茎类的叶子其实是黄绿色蔬菜的一种，千万不要扔掉

千万不要将白萝卜、芜菁、胡萝卜等根茎类的叶子扔掉，因为它们都得到了充分的日照，属于黄绿色蔬菜，富含胡萝卜素、维生素C等成分，有时候营养成分甚至比可食用部分还要多。

种子
南瓜子、青椒子中含有可食用果肉中没有的营养成分。另外，西瓜子中富含维生素E，有着很好的抗老化作用。

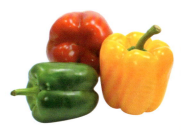

青椒中90%都是水分

青椒除去子和絮状筋后，剩余的部分90%都是水分，比起肉和皮，青椒子的营养价值更高！

人们是从何时开始才习惯去掉食材的皮

可以说，日本人是从二战以后才开始去掉食材的皮的。二战后，人们开始关注食材皮上会残留农药而去皮，也有人为了有更好的口感而去皮。但是现在的食品安全标准检测的都是带皮的或清洗之前的食材，因此可以放心大胆地食用。

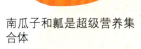

西蓝花的茎部含有与可食用部分等同的维生素

西蓝花的茎部看起来很硬，所以容易被人们丢弃，其实维生素的含量不亚于花蕾部分。

南瓜子和瓤是超级营养集合体

含有可以降低胆固醇的不饱和脂肪酸和维生素E等，而这些在可食用部分中含量极少！

CHAPTER 5 一定不要丢掉很重要的营养物质

菠菜的任何一个部分都不要扔掉

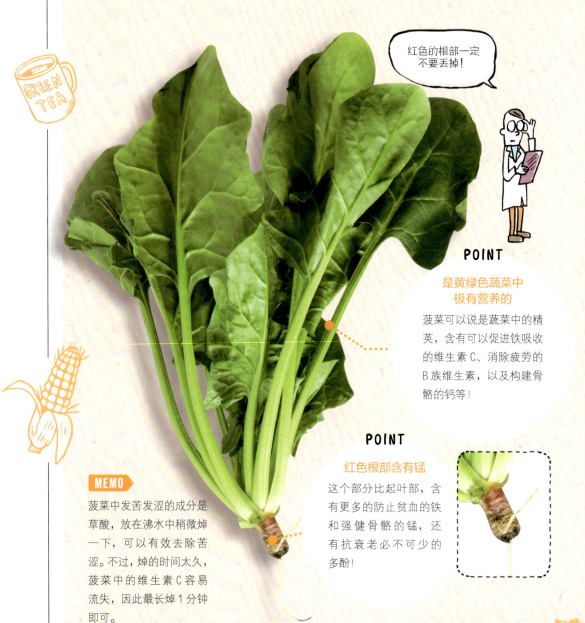

红色的根部一定不要丢掉!

POINT

是黄绿色蔬菜中极有营养的

菠菜可以说是蔬菜中的精英,含有可以促进铁吸收的维生素C、消除疲劳的B族维生素,以及构建骨骼的钙等!

POINT

红色根部含有锰

这个部分比起叶部,含有更多的防止贫血的铁和强健骨骼的锰,还有抗衰老必不可少的多酚!

MEMO

菠菜中发苦发涩的成分是草酸,放在沸水中稍微焯一下,可以有效去除苦涩。不过,焯的时间太久,菠菜中的维生素C容易流失,因此最长焯1分钟即可。

根部会给叶部输送营养，营养也很丰富

菠菜既可美容又可消除疲劳。叶部和茎部都富含营养，但这里重点要强调的是红色根部。以前认为这个部分不能吃就扔掉了，其实它的营养价值特别高。

菠菜中的营养成分会由根部吸入，通过茎部输送给叶子，因此叶子中的营养最多。其次就是根部，这里会储存营养，所以会比茎部营养价值高。特别是根部的红色部分中含有各种矿物质，甜度也更高，因此千万不要扔掉。

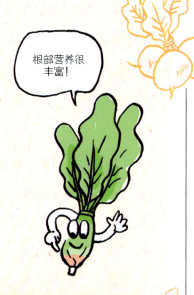

根部营养很丰富！

实用贴士　带根一起清洗

有人可能会觉得菠菜的根部土太多不容易清洗，这里介绍一种简单有效的清洗方法！

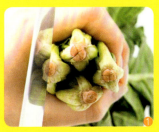
❶

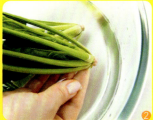
❷

❶ 在菠菜的根部下面切一个小小的十字。
❷ 用流水或者放在水盆中轻轻揉搓即可。

COLUMN

应季的菠菜营养最多

菠菜的时令季节其实是冬季，冬季产的菠菜维生素含量是夏季产菠菜的3倍，甜度能达到9倍以上。冬季产的菠菜可以有效防治感冒，所以一定要在当季食用。

另外，菠菜冷藏后维生素会流失，但是将焯过的菠菜冷冻后，其维生素C的含量几乎不会减少。所以如果要大量储存的话，建议焯过后冷冻，最长可以储存1个月。

CHAPTER 5 一定不要丢掉很重要的营养物质

白萝卜叶营养价值很高，维生素 C 含量是菠菜的 5 倍

POINT

丰富的维生素和矿物质

白萝卜叶中的维生素 C 含量是菠菜的 5 倍，钙含量是其 5.3 倍，扔掉太可惜！

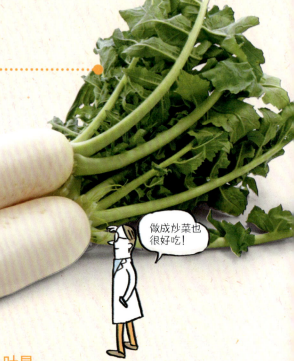

> 做成炒菜也很好吃！

> 看到带叶子的白萝卜一定要买下来！

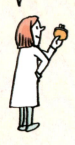

MEMO

在白萝卜泥中加入面粉搅匀，放在纱布里贴在肩部，可以有效治疗肩周炎、消炎止痛。

▌白萝卜叶是黄绿色蔬菜

　　白萝卜的绿色叶子其实是营养丰富的黄绿色蔬菜，一般售卖时都会将叶子去掉。如果碰到带叶子售卖的，一定要毫不犹豫地买回家。由于叶子会吸收根茎的养分，买回来后要马上切下来，切成容易储存的大小，热水焯过后冷冻储存。

　　叶部含有胡萝卜素，用油炒着吃可以更好地吸收。如果不用油炒而直接吃，营养成分连10%都吸收不了。

芜菁的叶才是其最有营养的地方

POINT

有效缓解宿醉

与白色根部相比，芜菁叶子中钙含量是其6倍，维生素C含量是其3倍，营养价值不容小觑。另外，其中的烟酸可以有效缓解宿醉！

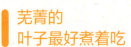

叶子才是重要的部分！

▎芜菁的叶子最好煮着吃

从营养价值的角度来说，芜菁的叶子优于根茎。叶子中富含胡萝卜素、维生素C等成分，有美容和消除疲劳的功效。另外，芜菁叶子含有的维生素D可以促进钙的吸收，因此特别适合和乳制品做成炖菜后连汤一起喝掉，这样，水溶性维生素C也不会被浪费掉。

不过，和白萝卜不同的是，芜菁一般会带着叶子售卖，因此买回来后不要将叶子扔掉，想办法好好做着吃。

MEMO

另外，芜菁叶中富含预防贫血的铁和叶酸，做成米糠酱菜，促进代谢的烟酸含量能够提高5倍！

西蓝花的茎部
营养丰富，扔掉太可惜

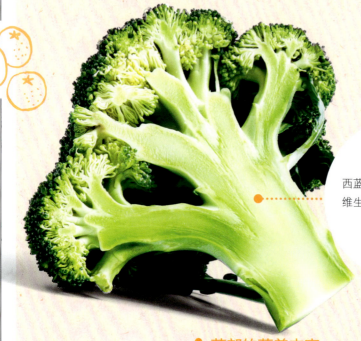

POINT

维生素C含量丰富

西蓝花含有的胡萝卜素和维生素C比圆白菜还多！

茎部的营养丰富，既有维生素又有膳食纤维

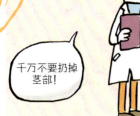

千万不要扔掉茎部！

人们常说，吃200克的西蓝花就可以摄取到一天所需的维生素C。其茎部由于较硬而不被大家重视，实际上，茎部的维生素C和胡萝卜素含量不仅可以媲美花蕾部分，更富含膳食纤维。

茎部去皮后的部分柔软且可食用。将外层的硬皮剥去后切薄片，上锅蒸或用微波炉加热，可以有效防止维生素C的流失！

另外，西蓝花中含有的萝卜硫素成分有很强的抗氧化作用和解毒作用。研究表明，西蓝花可以预防癌症，所以一定要连茎部一起食用，以保证获取更多的营养。

西芹叶中胡萝卜素的含量是茎部的 2 倍

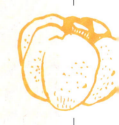

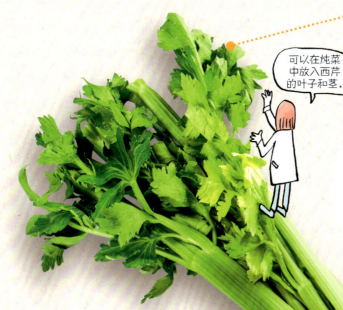

> 可以在炖菜中放入西芹的叶子和茎。

POINT

西芹的叶子比茎更有营养

叶子中不仅胡萝卜素含量高，同时含有 B 族维生素、维生素 C、维生素 E、膳食纤维等营养成分。

▍不仅含有胡萝卜素，还有叶子独有的营养成分

西芹茎因口感爽脆且有着独特的香味而深受人们喜爱，但殊不知日常被扔掉的叶子中含有更多的营养成分，特别是胡萝卜素含量，是茎部的2倍。此外，叶子中还含有独特且宝贵的吡嗪，可以促进血液循环。

西芹叶不仅有美容和恢复体力的功效，还有预防便秘、安神的作用。另外，通过加热可以让其独特的香味成分更多地释放出来，因此特别适合煮或炖的菜品。一定要连汤一起食用，可以获取溶解到汤中的营养成分。

但是要注意，西芹叶会吸收茎部的养分，所以买回来后要马上将叶子择掉。

MEMO

可以用油轻炒，然后加点酱油和料酒做成日常菜肴来食用。

玉米从须到棒没有一点是多余的

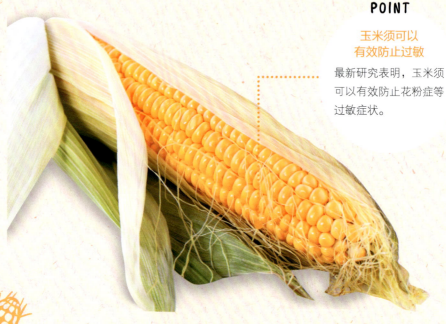

POINT

玉米须可以有效防止过敏

最新研究表明，玉米须可以有效防止花粉症等过敏症状。

玉米棒和须都不要扔掉

玉米棒可以做汤底，玉米须可以泡茶喝！

吃玉米时，靠近玉米棒的地方总会剩下一些玉米粒的根部，这些其实是胚芽。胚芽中含有丰富的不饱和脂肪酸、B族维生素、膳食纤维、铁、锌等成分。

剥玉米粒时，如果用菜刀来削，根部的胚芽不容易被削下来，很容易会浪费掉。可以将玉米先切成小段，将竖着的两排玉米粒先剥下来，然后用大拇指斜着将每一排玉米粒剥下来。另外，玉米棒也富含营养，可以做成汤底，或者在蒸米饭的时候放入玉米棒，可以增加口感和营养！

钾含量丰富的玉米须晒干后制成玉米须茶，用热水泡开饮用，能防治水肿。

南瓜最有营养的部分其实是南瓜子和瓤

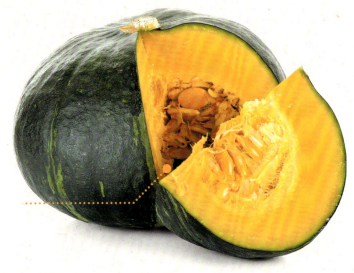

POINT

南瓜子可以说是超级营养食材

南瓜子在中医里面是可以入药的,含有可以抑制胆固醇的亚油酸等不饱和脂肪酸、维生素E和各种矿物质等!

▎蕴藏着孕育生命秘密的南瓜子,扔掉实在可惜

很多人会将南瓜子扔掉,殊不知南瓜子可以做得很好吃。由于其富含蛋白质、矿物质、维生素,是不可多得的超级营养食材。比较推荐的做法是,将南瓜子放入微波炉、烤面包机或烤箱中烘干、烤熟。吃的时候,去掉白色的瓜子皮,可以食用里面绿色的子。熟南瓜子有着淡淡的甜味和香气,特别适合作小零食,也可以放到麦片点心中食用。但是要注意,由于南瓜子热量高,而且每一粒都比较小,所以一不小心就会吃多,容易摄入过量的脂肪。

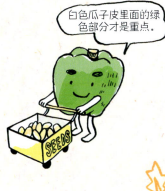

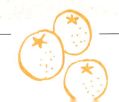

CHAPTER 5 一定不要丢掉很重要的营养物质

橘子的白络不要择太干净

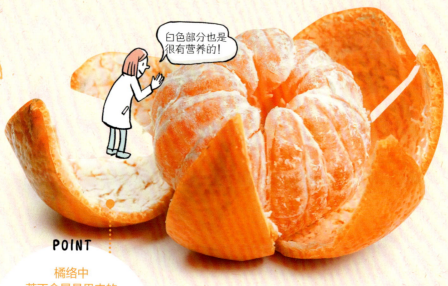

白色部分也是很有营养的!

POINT

橘络中
芦丁含量是果肉的
300倍

橘络含有的芦丁有助于维生素C的吸收,同时能强化血管。

从里到外都吃掉,有预防感冒的功效

　　说起橘子的营养成分,首先想到的就是维生素C,其预防感冒的功效是有口皆碑的。但如果将橘皮和橘络去得很干净再吃,这个功效就会大打折扣,因为促进维生素C吸收的芦丁大部分在橘皮和橘络中。另外,橘络里面还有可以抑制胆固醇的果胶,如果扔掉实在是太可惜了。

　　如果实在接受不了带络一起吃,可以将橘皮和橘络清洗干净,晒4~5天后一起放入搅拌机中,制成陈皮粉。既可以冲热水当茶饮,也可以作为调料放到菜品中,在增加口感的同时还能美肤、强化血管。

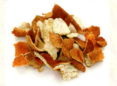

泡茶只喝茶水很浪费！
泡过的茶叶中留有 70% 的营养

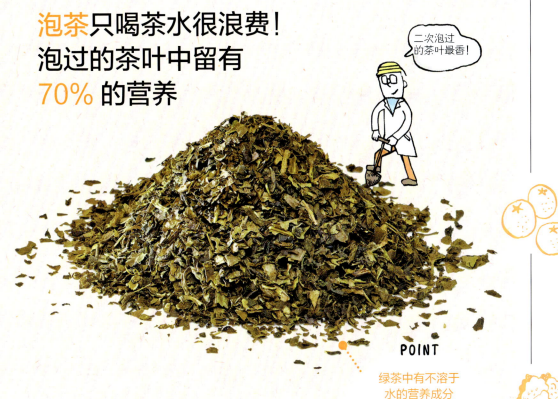

> 二次泡过的茶叶最香！

POINT

绿茶中有不溶于水的营养成分

绿茶中的营养成分分为水溶性和脂溶性，其中 70% 的脂溶性物质会留在茶渣中。

一起来吃绿茶中的维生素

　　绿茶最广为人知的成分是维生素C和儿茶素。这些成分都是水溶性的，可以通过喝茶水来获取。但是茶叶中含有的胡萝卜素是胡萝卜的2.4倍，维生素E是菠菜的24倍。由于这些成分都是脂溶性的，几乎不会被溶解在水中，可以说是隐藏的宝藏！

　　将晒干的茶叶放在搅拌机或研钵中磨成茶粉，放在米饭上当拌饭料，或制成饭团来吃，都别有一番风味。也可以在制作蛋糕或曲奇饼干的面粉中加入茶粉制成日式甜品，既好吃又有营养。

　　一天只要吃半勺到一勺，就可以获取到足够的儿茶素，从而有效预防慢性病。

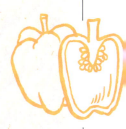

CHAPTER 5　一定不要丢掉很重要的营养物质

青椒内部筋的营养是外皮的 10 倍

POINT

一定要重视絮状筋中的营养

这个部分一般被当作青椒苦涩的根源而被扔掉，其实青椒子和筋中富含可以促进血液循环的吡嗪。

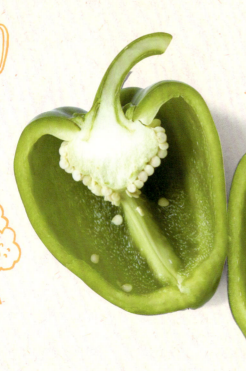

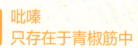

▎吡嗪
只存在于青椒筋中

　　青椒子和筋中由于含有吡嗪，口感较苦，一般做菜的时候习惯将这些部分扔掉。

　　殊不知，青椒子里面含有的吡嗪不仅有助于预防脑血栓、心肌梗死，还可以促进血液循环和新陈代谢。而青椒皮中含有的吡嗪成分并不多，基本都在青椒子和筋里面。青椒还富含可以防止水肿的钾，因此最好一点儿不剩地整个吃掉。

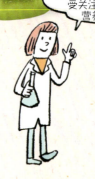

筋里面有着备受关注的营养成分！

MEMO

用带筋的青椒做成青椒肉盒，其中的肉既不容易脱落，筋的苦味也会被中和，可谓一举两得。

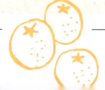

CHAPTER
6

选择食材的妙方

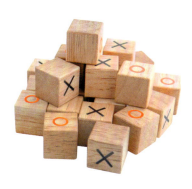

CHAPTER 6 选择食材的妙方

用"最重要"原则来选择食材，好处多多

选择南豆腐还是北豆腐？青椒什么颜色的好？一直以来你可能只是凭着感觉来选择食材，这里建议你根据烹饪方法和场合的不同来选择食材，这样才是更聪明的做法！

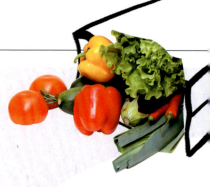

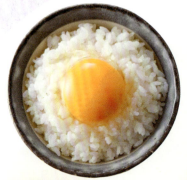

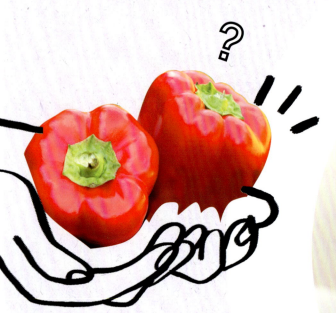

规则 1

颜色越鲜艳的蔬菜越好吗？大个的食材比小个的好吗？这些常识可能统统都是错误的

超市里卖的鸡蛋，个头大的会贵一些，那么是不是大个的营养价值就高呢？研究表明，鸡蛋不论大小，含有的营养成分其实差不多。另外，购买食材时还会有一些理由，比如卖得好、受欢迎等。但是，如果仅按照这些理由来选择食材，那可真是有点亏！建议掌握正确的食材选择方法，更加有效地获取营养。

首先要分清哪些营养成分是人体必需的,哪些是不需要的

预防感冒该吃些什么？想要减肥怎么吃？不喜欢太咸的食物怎么办？在选择食材和烹饪方法时，要根据自己的状况，看看体内缺乏哪些营养物质、不需要哪些营养成分等来进行选择。每个人能够吸收的营养量不尽相同，因此我们要找到适合自己的标准，掌握更利于吸收营养的烹饪方法！

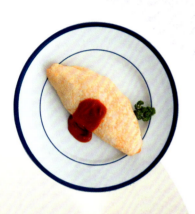

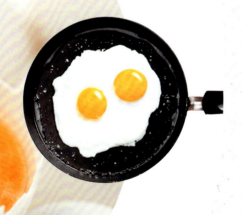

每一餐从蔬菜开始，这种说法也靠不住

例如在吃米饭、姜汁煎猪肉和小菜的套餐时，一般会建议先吃蔬菜而不是米饭，这样可以防止血糖值迅速升高，也不容易长胖。可以按照"蔬菜-蛋白质-碳水化合物"的顺序来食用。但是对于那些消化较慢、吃一点就有饱腹感的人来说，如果先吃蔬菜的话，可能会导致后面无法摄入足够的蛋白质。所以，建议一定要先食用蛋白质！

食物硬度不同，人体的吸收能力也不同

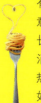

有人会认为吃米饭、面条或意大利面等碳水化合物容易长胖。但是如果做得硬一些，消化这些食物就会消耗更多热量，反而不容易发胖。所以，如果想要吸收足够的营养，那就做得软糯一些，担心发胖就做得口感硬一些。

CHAPTER 6　选择食材的妙方

芦笋是春天的好还是冬天的好

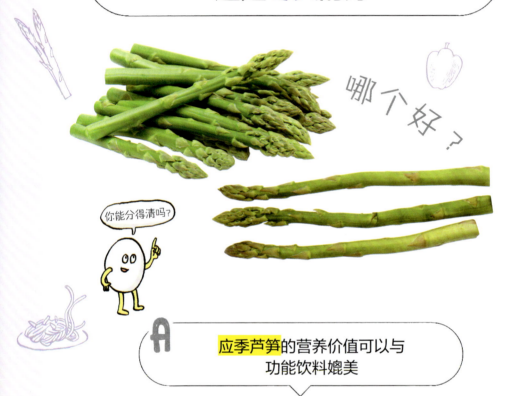

哪个好？

你能分得清吗？

A 应季芦笋的营养价值可以与功能饮料媲美

　　应季芦笋的营养价值特别高，一定不能错过。其中的芦丁可以有效改善血液循环。应季芦笋中芦丁的含量大约是冬天大棚栽培的7倍，胡萝卜素的含量也是大棚栽培的3倍。

　　另外，芦笋还含有天冬氨酸、维生素C、钾等营养成分，有助于预防出血、消肿降压。

　　芦笋煮过后营养成分也不会流失太多，但是煮太久容易造成维生素C的流失。应季的芦笋甜度也很高，不妨试试用微波炉蒸或者短时间炒一下这些简单又营养的做法。

TIPS

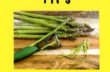

根部的硬皮可以削掉，以缩短加热时间

据说春天的芦笋一天可以长5~10厘米，蕴含着特别强大的能量。所以不仅是芦笋尖，茎部其实也含有丰富的维生素和钾等成分。

130

哪种颜色的彩椒最适合作食材?
红色、绿色、橙色还是黄色

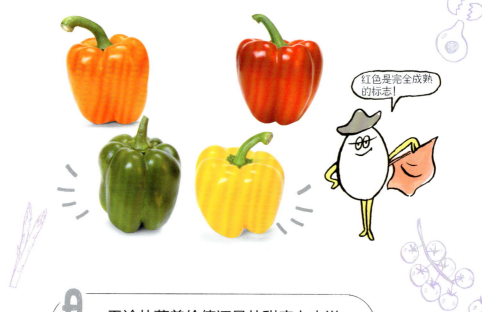

> 红色是完全成熟的标志!

A 无论从营养价值还是从甜度上来说，红椒都能拔得头筹

彩椒中营养价值最高的是红椒。彩椒从生到熟的过程中，颜色会从绿色逐渐变为红色（根据品种不同有的会变成黄色或橙色）。这个过程中，涩味会逐渐消失，变得发甜，口感也更软。

完全成熟的红椒中含有的维生素C是绿椒的2倍，胡萝卜素是绿椒4倍，但吡嗪含量很少。所以，有着脆生生口感和苦涩味道的绿椒可以加热吃，没有苦味的成熟红椒可以做成沙拉等食用。

TIPS

和青椒类似的还有一种彩椒，区别是个头更大、更厚实。和青椒一样，绿色是成熟度不高的，完全成熟后颜色变成红色、黄色或橙色，营养价值更高，且胡萝卜素的含量是绿色的4倍。

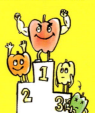

CHAPTER 6 选择食材的妙方

大号、中号、小号的番茄，哪种营养价值最高

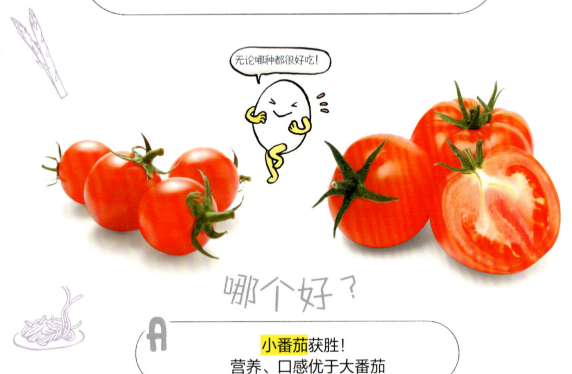

无论哪种都很好吃！

哪个好？

小番茄获胜！
营养、口感优于大番茄

小番茄，也就是我们常说的圣女果，其营养含量确实比大番茄多。首先，其中的B族维生素、维生素C、钾和膳食纤维等含量都高于大番茄。另外，圣女果的含糖量较高，还可以制成浓郁美味的番茄酱汁。

TIPS

圣女果原本是作为观赏用而在欧洲广为流行，成为食用作物后，才开始改良成各种大小。

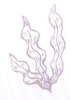

夏橙和脐橙哪个更有营养

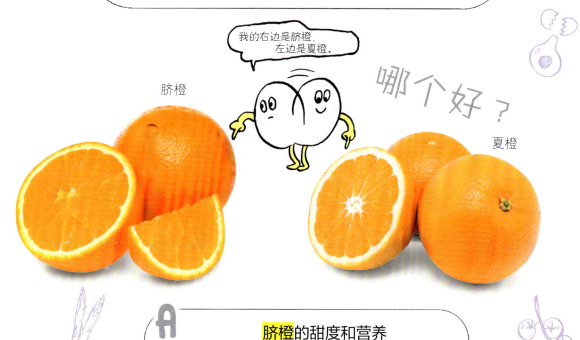

A 脐橙的甜度和营养都要优于夏橙

橙子中的维生素C含量超过橘子，还富含胡萝卜素。整体来看，脐橙的营养价值更高，维生素C和玉米黄质含量是夏橙的1.5倍，但是夏橙中胡萝卜素的含量是脐橙的2倍。所以可以根据想要的效果来选择，预防感冒选脐橙，想要美容选夏橙。另外，脐橙无子且糖分较高，适合直接吃；夏橙酸度较高，可以榨汁喝。

TIPS

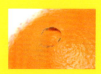

夏橙常见于春天到秋天，而脐橙常见于秋天到春天。区别就是看橙子尾部是否有类似肚脐的圆形。

CHAPTER 6　选择食材的妙方

盐渍还是晒干？
裙带菜该如何选择

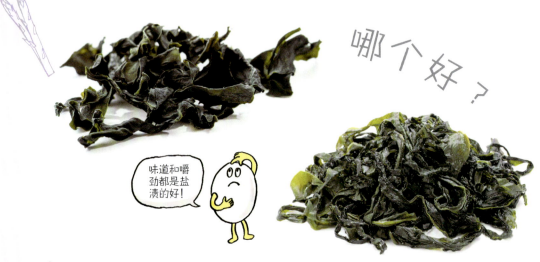

哪个好？

味道和嚼劲都是盐渍的好！

A 从营养角度来说晒干的更好，矿物质含量多

生裙带菜用热水稍微焯一下，加盐做成盐渍裙带菜。吃的时候只需要用水泡发就行，口感与生裙带菜类似。但是，由于需要长时间用水泡发去掉盐分，这个过程会导致水溶性矿物质和B族维生素的流失。与稍微用水泡发即可食用的干燥裙带菜相比，盐渍裙带菜的钙和镁含量只剩余1/3。用水泡发时，盐渍品需要泡发10分钟，干燥品需要泡发5分钟，后者一定程度上可以防止营养流失。

TIPS

盐渍裙带菜是在生裙带菜中加盐后脱水制成，干燥裙带菜是水洗后干燥制成。吃的时候盐渍品要泡水去盐，干燥品只要用水泡发即可。还有一种吃起来更简单的分装裙带菜，是将去盐后的盐渍裙带菜切开，然后再干燥制成，从营养角度来看和盐渍裙带菜没有太大区别。

北豆腐和南豆腐哪种更有营养

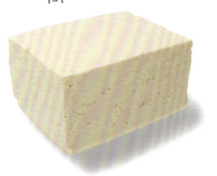

哪个好？

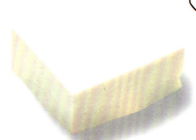

两种都很健康！

A 南豆腐的热量更低，还可以防止水肿

根据做法不同可以选择不同的豆腐，用油煎或炒可以选择较硬的北豆腐，做凉菜或沙拉可以选择更细腻的南豆腐。从热量角度来说，北豆腐的热量是南豆腐的1.2倍，所以减肥的时候最好选择南豆腐。

南豆腐不需要挤压脱水，因此与北豆腐相比，含水量更多。北豆腐的热量更高，不过，蛋白质、镁、钙含量也比南豆腐多。但是由于在制作过程中会被挤压脱水，所以会流失一部分钾和B族维生素。

TIPS

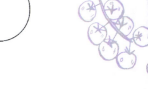

豆浆中加入卤水，搅拌后慢慢成形为半凝固物，然后加重力脱水并挤压就可以做成北豆腐；南豆腐是在浓度更高的豆浆中加卤水自然成型制成。北豆腐挤压的时候要放在纱布中，南豆腐在日本被称作"绢豆腐"，但并不是说是放在绢中制成的。

CHAPTER 6　选择食材的妙方

鸡蛋有大有小，营养含量一样吗

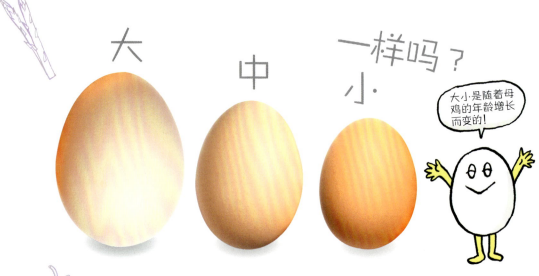

  鸡蛋无论大小，**蛋黄**的大小都是**一样**的

鸡蛋大小不同，价格也不同。那么有人就会想，是不是大个鸡蛋的营养会更多？其实并不是这样。大个鸡蛋里面多出来的只是蛋清，蛋黄并没有增加，而鸡蛋中最有营养的部分就是蛋黄。所以在做鸡蛋羹或蛋奶酥的时候，可以选择大个鸡蛋，因为蛋清较多，会更加柔软；如果做煎鸡蛋，选择小个的就可以了。

另外，鸡蛋壳的颜色其实是由生产时的环境明暗决定的，只要喂鸡的饲料一样，可以不用在意鸡蛋壳的颜色。

TIPS

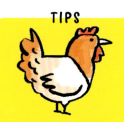

鸡蛋的大小主要是由母鸡的年龄决定的。随着母鸡的年龄越来越大，生蛋的卵管会变得越来越粗，鸡蛋的个头也就变得比较大。

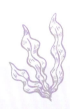

金枪鱼是油渍好还是水煮好

哪个好?

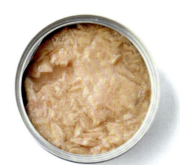
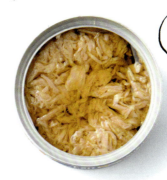

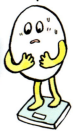
看重口感还是热量?

A 无论油渍还是水煮,DHA 和 EPA 含量都非常丰富

说起金枪鱼的吃法,一般都会想到油渍,不过也有不少地方会做成水煮的。从营养价值上来看没有太大差别,但是油渍的热量是水煮的3倍,而且由于是浸渍在食用油中,其中的不饱和脂肪酸亚油酸含量也很高。从摄入DHA和EPA的角度来说,油渍和水煮都不错。要说口感的话,油渍的口感略胜一筹。但是如果不想摄入太多热量,推荐食用水煮金枪鱼。另外,金枪鱼中的营养物质会溶解在油或水中,所以做菜时一定不要忘记将这些油或汤汁利用起来。

TIPS

金枪鱼放在食物油中加热后,油的香味会渗入鱼肉,使金枪鱼的味道更加浓厚。可是,由于现在越来越多的人开始关注低热量的健康饮食,便开发出了用蔬菜汁煮金枪鱼。另外,也可以用鲣鱼来代替金枪鱼。

CHAPTER 6 选择食材的妙方

想摄取更多的钙，选择**牛奶**还是**奶酪**

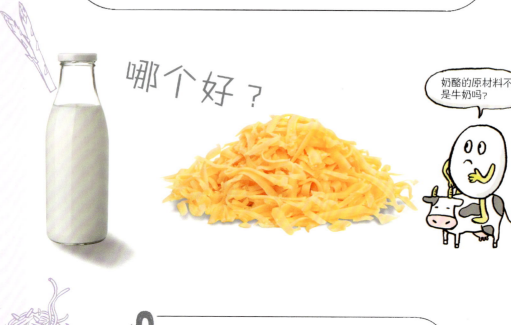

哪个好？

奶酪的原材料不是牛奶吗？

A 奶酪中的钙含量是牛奶的 6 倍

奶酪的原材料是牛奶，所以毋庸置疑，奶酪中的钙含量更加丰富。做等量的奶酪需要10倍的牛奶，所以食用20克的奶酪就相当于喝了200克的牛奶。

仅比较含钙量，再制奶酪含钙量是牛奶的6倍，原制奶酪是牛奶的10倍，并且和牛奶一样，其中的钙很容易被吸收。而且在奶酪制作过程中，会去除容易引起腹痛的乳糖，所以乳糖不耐受的人也可以轻松食用。另外，奶酪中含有维生素A和维生素B_2等成分，对促进骨骼和皮肤的生长也有着积极作用。

TIPS

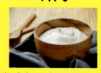

正常成年人每天需要摄取800毫克的钙，但根据目前的调查看来，人均一天摄取量不到400毫克，严重不足。补充钙最好的食物来源就是牛奶，但是有人喝了牛奶会感到肠胃不舒服，这时可以用奶酪或酸奶来代替。

煮意面时是否要加盐

哪个好？

平常煮的时候不是都要放盐的吗？

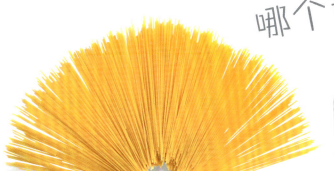
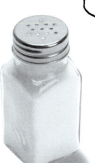
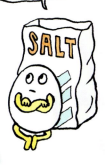

A 加盐只是为了提味，并**不是必须**

人们常认为，煮意面时加点盐可以提高面的口感和嚼劲。实际上，只加入那1%的盐并不能起到这个作用，加盐只是为了提味。如果不想吃含盐分高的食物，煮意面时完全可以不放盐！

用2升的水煮意面，一般会放入20克的盐。这样做是为了煮好后调味的时候少放一些盐，或者面汤有其他的用处。因此，如果没有其他用途且不想吃含盐太高的意面，完全可以不加盐来煮！

TIPS

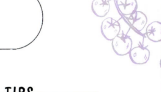

煮意面时可以不加盐，但是水量和温度一定要足够。水放太少的话，放入面条的同时水温会瞬间下降，面条表面的淀粉会溶解在水中，导致煮完后的面条较坨。当足量的水沸腾后再放入面条，面条上的淀粉会糊化，做出来的意面口感会更好。

CHAPTER 6 选择食材的妙方

口感较硬的米饭和较软的米饭，哪种吃起来更容易发胖

哪个好？

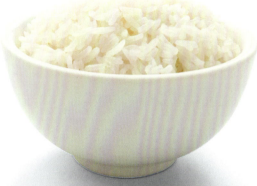

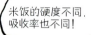
米饭的硬度不同，吸收率也不同！

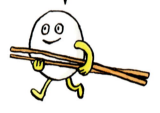

A 软米饭吃完后血糖值更容易上升

米饭之所以被当成容易发胖的主食，是因为吃完后会引起血糖迅速升高，会分泌更多可以让脂肪聚集的胰岛素。

不过，稍下点功夫就可以抑制血糖过度升高，只需在焖饭的时候少放点水，做成口感较硬的米饭。硬米饭中的淀粉不容易被消化，因此不会引起血糖的急速上升。

但是如果身体较弱、消化功能不良，或需要更快地摄取热量时，就需要吃软米饭甚至是粥了。

TIPS

同样的，比起刚焖好的米饭，吃放凉一点的米饭同样不会引起血糖值的迅速升高。这是因为其中的淀粉会变成不容易消化的形式，消化时会动用更多的热量，所以也不容易变胖。

不过并不是所有大米中的糖分都很高。比如和普通米相比，特级精制米产生糖分的速度快，因此吃完后血糖值更容易迅速上升。

专栏 4

日式点心并不一定就是低热、健康的点心

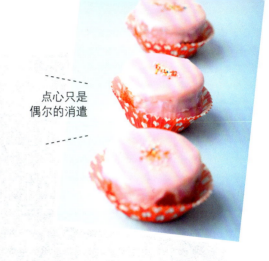

点心只是偶尔的消遣

很多人由于担心发胖而不吃点心，也有些人觉得要吃就吃低热量的日式点心，但其实这种想法大错特错。日式点心与西式点心相比热量确实稍低，但是日式点心基本上都是由米、面粉等碳水化合物制成，不仅营养成分不均衡，而且食用后会引起餐后血糖的急速上升和下降，更容易发胖。所以如果想吃甜食时，最推荐的就是富含多酚、维生素E、烟酸、钙、镁等矿物质的黑巧克力。特别是含坚果的黑巧克力，还有抗老化的作用。

疲劳或用脑过度时，吃点含糖分的点心可以在迅速提供热量的同时让人心情放松，因此可以适量食用。但是由于人造甜味剂并不能带来营养，所以也不能因为是零糖分就摄取过多。

日式点心和西式蛋糕成分对比

皮（碳水化合物）

豆馅（主要成分也是碳水化合物）

奶油（主要成分是脂肪）

日式点心

蛋糕坯（主要成分是碳水化合物、蛋白质和脂肪）

西式蛋糕

日式点心中碳水化合物比例更大，会引起血糖值的急速上升和下降；西式点心也会引起升高，却不会急速下降。

\\ 结 束 语 //

让身体获得更多营养的技术会越来越进步

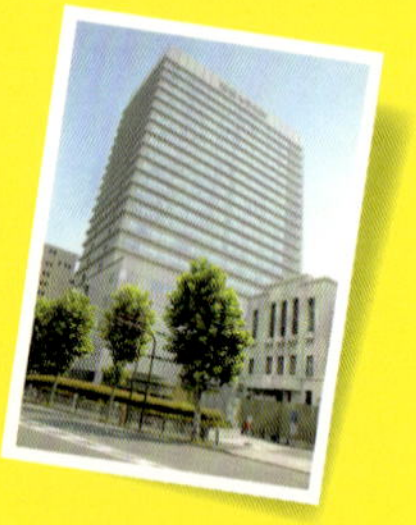

~东京慈惠会医科大学附属医院营养部~

"用日常饮食来构建身体"
明治时期,很多人因为脚气病而失去性命,
慈惠医大的创始人高木兼宽博士为了改善这种情况,
提出"可以通过日常饮食来获取营养从而治疗脚气病"这一重要学说。

这个传统一直延续到了今天,
慈惠医大直至今日仍然会每天为患者提供
能够被身体充分吸收的健康饮食。

本书由多年的经验总结而成,
希望能传达给读者的是,日常饮食并不只是吃下去那么简单,
也可以通过使用一些巧妙的心思和方法,
以获取更加优质的营养。
衷心希望通过本书,让更多的读者能够掌握健康饮食的小窍门,
过上更加健康幸福的生活。

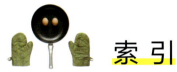

索引

蔬菜~叶菜类

白菜	P16
菠菜	P26、P116
生菜	P96
小白菜	P76
圆白菜	P50

蔬菜~根茎类

白萝卜	P42、P118
菜花	P48
红薯	P52
胡萝卜	P22、P46
芦笋	P130
牛蒡	P102
土豆	P40、P70
芜菁	P119
西蓝花	P94、P120
西芹	P121

蔬菜~瓜茄类

番茄	P68、P132
黄瓜	P54
苦瓜	P60
南瓜	P123
茄子	P104
青椒	P20、P126、P131
秋葵	P98

蔬菜~葱蒜类

大葱	P44
大蒜	P28
姜	P100
韭菜	P24
洋葱	P18、P78

水果

草莓	P32
橙子	P133
橘子	P124
柠檬	P34
牛油果	P58
苹果	P30
柿子	P62
香蕉	P79

菌藻类

菌菇类	P74
裙带菜	P134
香菇	P72

鱼贝类

海鱼	P106
金枪鱼	P137
蚬贝	P80
鱿鱼	P108
章鱼	P61

肉类

鸡肉（带骨）	P86
牛肉（瘦肉）	P90
猪肝	P92
猪肉	P88

蛋类、乳制品、豆制品

豆腐	P135
豆芽	P81
鸡蛋	P136
毛豆	P56
纳豆	P112
奶酪	P138
牛奶	P138
味噌汤	P110

种子类

核桃	P63
芝麻	P111

谷物

米饭	P140
意面	P139
玉米	P122

茶类

茶渣	P125

图书在版编目（CIP）数据

厨房里的营养革命 / 东京慈惠会医科大学附属医院营养部监修；段雅楠译. — 北京：中国轻工业出版社，2018.9

ISBN 978-7-5184-1995-1

Ⅰ.①厨… Ⅱ.①东… ②段… Ⅲ.①膳食营养 Ⅳ.① R151.4

中国版本图书馆 CIP 数据核字（2018）第 130505 号

版权声明：

SONOCHORI 9WARINO EIYOSUTETEMASU!
Supervised by The Jikei University Hospital Nutrition department
Copyright © SEKAI BUNKA PUBLISHING INC., 2017
All rights reserved.
Original Japanese edition published by SEKAI BUNKA PUBLISHING INC.
Simplified Chinese translation copyright © 2018 by CHINA LIGHT INDUSTRY PRESS
This Simplified Chinese edition published by arrangement with SEKAI BUNKA
PUBLISHING INC., Tokyo, through HonnoKizuna, Inc., Tokyo, and Shinwon Agency Co. Beijing
Representative Office, Beijing

责任编辑：付　佳　王芙洁　　责任终审：劳国强　　整体设计：锋尚设计
策划编辑：段亚珍　　　　　　责任校对：李　靖　　责任监印：张京华

出版发行：中国轻工业出版社（北京东长安街6号，邮编：100740）
印　　刷：北京博海升彩色印刷有限公司
经　　销：各地新华书店
版　　次：2018年9月第1版第1次印刷
开　　本：710×1000　1/16　印张：9
字　　数：150千字
书　　号：ISBN 978-7-5184-1995-1　定价：39.80元
邮购电话：010-65241695
发行电话：010-85119835　传真：85113293
网　　址：http://www.chlip.com.cn
Email：club@chlip.com.cn
如发现图书残缺请与我社邮购联系调换
171018S1X101ZYW